तनाव, रिश्ते और स्वास्थ्य

आधुनिक जीवन की असली चुनौती

जयचंद

Made with ♥ on the Notion Press Platform
www.notionpress.com

क्रम-सूची

क्रम-सूची

भूमिका

आज का मनुष्य जितना तेज़ी से विकास कर रहा है, उतनी ही तेज़ी से वह भीतर से खोखला भी होता जा रहा है। तकनीक, सुविधा और भौतिक संपन्नता ने जीवन को आसान तो बनाया है, लेकिन मन को उलझन, रिश्तों को दूरी और शरीर को रोग भी दिए हैं। यही कारण है कि आधुनिक जीवन का सबसे बड़ा संकट तनाव, रिश्ते और सेहत बन चुका है।

तनाव अब केवल किसी एक वर्ग की समस्या नहीं रहा, बल्कि यह हर आयु, हर व्यवसाय और हर घर में अपनी जगह बना चुका है। बच्चों से लेकर बुजुर्ग तक – सब इसकी गिरफ्त में हैं। प्रतियोगिता का दबाव, आर्थिक असुरक्षा, सामाजिक तुलना और डिजिटल जीवन ने तनाव को और गहरा कर दिया है।

तनाव केवल मन में ही नहीं रहता, यह धीरे-धीरे शरीर को भी बीमार बना देता है। चिकित्सा विज्ञान ने भी यह स्वीकार किया है कि लगभग 70-80% बीमारियाँ तनाव और मानसिक असंतुलन से उत्पन्न होती हैं। उच्च रक्तचाप, हृदय रोग, मधुमेह, नींद की समस्या, मोटापा और माइग्रेन जैसी समस्याओं की जड़ में तनाव ही है। यही नहीं, यह रिश्तों को भी खोखला कर देता है।

रिश्ते जीवन का आधार हैं। लेकिन जब संवाद कम हो जाता है, जब जुबान कठोर हो जाती है, जब गुस्सा और तुलना रिश्तों पर हावी हो जाते हैं, तब परिवार बिखरने लगते हैं। आज के डिजिटल युग में लोग ऑनलाइन तो बहुत जुड़े हुए हैं, लेकिन दिल से दूर होते जा रहे हैं। रिश्तों में दूरी सीधे मानसिक और शारीरिक स्वास्थ्य को प्रभावित करती है।

सेहत केवल शारीरिक फिटनेस का नाम नहीं है, बल्कि यह मन, शरीर और रिश्तों – तीनों का संतुलन है। अगर मन तनावग्रस्त है और रिश्ते असुरक्षित हैं, तो शारीरिक स्वास्थ्य लंबे समय तक सुरक्षित नहीं रह सकता। इसी

प्रकार अगर स्वास्थ्य कमजोर है तो रिश्तों और मानसिक शांति पर भी इसका बुरा असर पड़ता है।

इस पुस्तक का उद्देश्य पाठकों को यह समझाना है कि तनाव, रिश्ते और सेहत – तीनों एक-दूसरे से गहराई से जुड़े हुए हैं। यदि इनमें से किसी एक को नज़रअंदाज़ किया जाए तो जीवन अधूरा हो जाता है। पुस्तक में व्यावहारिक उदाहरण, वैज्ञानिक आधार और सरल समाधान दिए गए हैं, ताकि पाठक इन्हें अपने दैनिक जीवन में तुरंत लागू कर सकें।

लेखक का मानना है कि –

* जीवन की असली संपत्ति अच्छे रिश्ते और अच्छी सेहत हैं।
* तनाव का प्रबंधन, रिश्तों का पोषण और स्वास्थ्य की सुरक्षा – यही आधुनिक जीवन की सबसे बड़ी चुनौती है।
* यदि इंसान अपनी दिनचर्या, व्यवहार और सोच को संतुलित कर ले तो वह तनावमुक्त, स्वस्थ और संतुलित जीवन जी सकता है

यह पुस्तक पाठकों को केवल जानकारी ही नहीं देगी, बल्कि एक व्यवहारिक मार्गदर्शन (Practical Guide) भी होगी। इसमें तनाव कम करने की तकनीकें, रिश्तों को जोड़ने के सरल नियम और स्वास्थ्य की सुरक्षा के लिए जीवनशैली उपाय दिए गए हैं

आशा है कि यह पुस्तक आधुनिक समाज के हर वर्ग के लिए उपयोगी सिद्ध होगी और पाठकों को यह समझने में मदद करेगी कि -

"तनाव पर विजय, रिश्तों की सुरक्षा और सेहत की देखभाल – यही जीवन की असली उपलब्धि है।"

- *जयचंद*

पुस्तक की प्रमुख विशेषताएँ (key Features Of The Book)

1. तीन मुख्य धुरी (Three Core Pillars)

यह पुस्तक तीन महत्वपूर्ण आधारों पर केंद्रित है — तनाव, रिश्ते और स्वास्थ्य। ये तीनों न केवल आपस में गहराई से जुड़े हैं, बल्कि आधुनिक जीवन की सबसे बड़ी चुनौतियों का समाधान भी इन्हीं में छिपा है।

2. सरल और सुगम भाषा (Simple and Accessible Language)

पुस्तक की भाषा इतनी सहज और सरल है कि आम पाठक भी इसे आसानी से समझ सके। कठिन वैज्ञानिक शब्दों को आसान उदाहरणों और रोज़मर्रा की स्थितियों के साथ समझाया गया है।

3. व्यावहारिक उदाहरण (Practical Examples)

इसमें केवल सिद्धांत नहीं, बल्कि वास्तविक जीवन से लिए गए उदाहरण दिए गए हैं — जैसे: ऑफिस का तनाव, परिवार में संवाद की कमी, मोबाइल पर अत्यधिक समय, नींद न आना इत्यादि। यह पाठक को लगेगा कि यह पुस्तक उसी की समस्या का समाधान कर रही है।

4. वैज्ञानिक आधार (Scientific Foundation)

इसमें यह बताया गया है कि तनाव शरीर और मस्तिष्क पर कैसे असर डालता है।
- हार्मोन जैसे Cortisol और Adrenaline का प्रभाव
- मस्तिष्क और तंत्रिका तंत्र की प्रतिक्रिया
- योग, प्राणायाम और ध्यान का वैज्ञानिक लाभ

इस पुस्तक की सबसे बड़ी खासियत यह है कि यह आध्यात्मिकता और विज्ञान दोनों को जोड़ती है।

5. जीवन-उपयोगी मार्गदर्शन (Practical Guidance for Life)

पुस्तक केवल जानकारी नहीं देती, बल्कि जीवन को संतुलित और सुखी बनाने के लिए व्यावहारिक उपाय भी प्रस्तुत करती है। हर अध्याय पाठक को आत्मचिंतन और सुधार की दिशा देता है।

पुस्तक की उपयोगिता (utility Of The Book)

1. तनाव केवल मानसिक समस्या नहीं (Stress is not only a Mental Problem)

यह पुस्तक पाठक को समझाती है कि तनाव केवल मन तक सीमित नहीं है। यह रिश्तों को तोड़ता है, स्वास्थ्य को कमजोर करता है और जीवन की ऊर्जा को धीरे-धीरे समाप्त कर देता है।

2. रिश्तों और स्वास्थ्य का गहरा संबंध (Deep Link between Relationships and Health)

पुस्तक यह स्पष्ट करती है कि रिश्तों को संभाले बिना मन शांत नहीं हो सकता, और मन शांत न हो तो स्वास्थ्य कभी अच्छा नहीं रह सकता। यानी, रिश्ते = मानसिक शांति = बेहतर स्वास्थ्य।

3. समाधान हमारे भीतर (Solutions Lie Within Us)

यह पुस्तक यह सिखाती है कि समाधान दवाओं या बाहरी साधनों में नहीं, बल्कि हमारी जीवनशैली और व्यवहार में छिपा है। बदलती आदतें ही असली परिवर्तन का मार्ग हैं।

4. संतुलित दृष्टिकोण (Balanced Approach)

आधुनिक जीवन की सबसे बड़ी चुनौती असंतुलन है — समय का असंतुलन, आहार का असंतुलन, रिश्तों का असंतुलन। यह पुस्तक पाठक को सिखाती है कि संतुलन ही असली स्वास्थ्य, सुख और शांति का सूत्र है।

निष्कर्ष (Conclusion)

इस पुस्तक की उपयोगिता यही है कि यह हर पाठक को व्यावहारिक मार्गदर्शन, वैज्ञानिक आधार और आध्यात्मिक दृष्टि — तीनों का सम्मिलन प्रदान करती है। यह पुस्तक

केवल पढ़ने के लिए नहीं, बल्कि जीवन में उतारने के लिए लिखी गई है।

भाग 1

तनाव (Stress)

अध्याय 1 से 5

1

तनाव क्या है और क्यों बढ़ रहा है?

तनाव का परिचय

तनाव (Stress) शब्द हम सभी अक्सर सुनते हैं, पर इसका वास्तविक अर्थ और प्रभाव बहुत गहरा है। साधारण भाषा में कहा जाए तो तनाव वह मानसिक, भावनात्मक या शारीरिक दबाव है, जो तब उत्पन्न होता है जब कोई परिस्थिति हमारी क्षमता, संसाधन या सहनशीलता से अधिक लगने लगती है।

तनाव - एक प्राकृतिक प्रतिक्रिया

मनुष्य का शरीर और मन इस तरह बना है कि वह किसी भी चुनौती या संकट के समय तुरंत प्रतिक्रिया देता है। यह प्रतिक्रिया जीवन की सुरक्षा के लिए आवश्यक है। उदाहरण के लिए - यदि अचानक सामने कोई गाड़ी आ जाए तो शरीर तुरंत चौकन्ना हो जाता है, दिल की धड़कन तेज़ हो जाती है और मांसपेशियाँ सक्रिय हो जाती हैं ताकि हम बचाव कर सकें। इसे ही "लड़ो या भागो प्रतिक्रिया (Fight or Flight Response)" कहा जाता है।

तनाव का दोहरा रूप

1. सकारात्मक तनाव (Eustress / Positive Stress): यह अल्पकालीन होता है, हमें सतर्क, अनुशासित और सक्रिय बनाता है। जैसे परीक्षा से पहले थोड़ा तनाव पढ़ाई में मदद करता है या मंच पर बोलने से पहले हल्का तनाव प्रदर्शन को बेहतर कर देता है।

2. नकारात्मक तनाव (Distress / Negative Stress): यह लंबे समय तक बना रहता है, ऊर्जा को घटाता है, मन को असंतुलित करता है और शरीर को बीमार बनाता है। यही तनाव जीवनशैली संबंधी रोगों का मूल कारण बन जाता है।

* **निष्कर्ष**: तनाव एक सामान्य मानवीय अनुभव है। थोड़े समय तक यह सहायक है, किंतु जब यह लगातार बढ़ता है और व्यक्ति इसे सँभाल नहीं पाता, तब यह मानसिक असंतुलन, रिश्तों में दूरी और स्वास्थ्य में गिरावट का कारण बन जाता है।

तनाव क्यों बढ़ रहा है?

आज के समय में तनाव किसी एक वर्ग या उम्र की समस्या नहीं रह गया है। पहले जीवन की गति धीमी थी, परिवार संयुक्त थे और प्रतिस्पर्धा सीमित थी। अब आधुनिक जीवनशैली ने तनाव को कई गुना बढ़ा दिया है।

मुख्य कारण:
1. प्रतिस्पर्धा और अपेक्षाएँ – शिक्षा, नौकरी और व्यवसाय में हर जगह होड़ और "सर्वश्रेष्ठ" बनने का दबाव।
2. आर्थिक दबाव – महँगाई, कर्ज़, EMI और भविष्य की असुरक्षा।
3. डिजिटल और सोशल मीडिया – तुलना और दिखावे की संस्कृति, "हमेशा ऑनलाइन रहने का दबाव"।
4. शहरी जीवन और भागदौड़ – नींद की कमी, ट्रैफिक और "वर्क-लाइफ़ बैलेंस" का बिगड़ना।
5. रिश्तों में दूरी – परिवार के साथ संवाद और समय

की कमी।
6. अस्वस्थ जीवनशैली – असंतुलित आहार, व्यायाम की कमी, देर रात तक जागना और नशे की आदतें।

* **निष्कर्ष**: हमारी जीवनशैली, सोच और रिश्तों – तीनों में असंतुलन ने तनाव को स्थायी बना दिया है। यह अब केवल व्यक्तिगत समस्या नहीं, बल्कि एक सामाजिक महामारी (Social Epidemic) बन चुका है।

तनाव के आधुनिक रूप

आधुनिक युग में तनाव ने कई नए आयाम धारण कर लिए हैं:
1. कार्यस्थल तनाव (Work Stress) – टारगेट, नौकरी असुरक्षा और ऑफिस की राजनीति से उत्पन्न दबाव।
2. सामाजिक तनाव (Social Stress) – तुलना, प्रतिस्पर्धा और दिखावे की संस्कृति।
3. आर्थिक तनाव (Financial Stress) – धन की कमी या अधिकता दोनों ही चिंता का कारण।
4. पारिवारिक तनाव (Family Stress) – वैवाहिक कलह, पीढ़ीगत अंतर, संवाद की कमी।
5. भावनात्मक तनाव (Emotional Stress) – अकेलापन, गुस्सा, ईर्ष्या, उपेक्षा और आघात।
6. डिजिटल तनाव (Digital Stress) – मोबाइल और सोशल मीडिया की लत, FOMO (Fear of Missing Out), स्क्रीन टाइम बढ़ना।

* **निष्कर्ष**: तनाव अब केवल बाहरी परिस्थितियों का परिणाम नहीं है, बल्कि यह हमारी सोच, तुलना और आदतों का भी दुष्परिणाम है।

तनाव के वैज्ञानिक कारण

तनाव के समय शरीर में कुछ प्रमुख हार्मोन निकलते हैं:

1. कॉर्टिसोल (Cortisol): इसे "Stress Hormone" कहा जाता है। थोड़े समय तक यह शरीर को ऊर्जा और सतर्कता देता है। लेकिन लंबे समय तक उच्च स्तर पर रहने से

यह प्रतिरक्षा तंत्र, नींद और ऊर्जा को कमजोर करता है।

2. एड्रेनालिन (Adrenaline): यह हार्मोन अचानक शरीर को चौकन्ना (Alert) और सक्रिय (Active) करता है। हृदय गति बढ़ती है, सांसें तेज होती हैं और मांसपेशियों में ऊर्जा आती है ताकि हम संकट में तुरंत भाग या सामना कर सकें। अल्पकालीन एड्रेनालिन उपयोगी है, पर यदि यह बार-बार सक्रिय रहे तो यह हृदय और रक्तचाप पर बुरा असर डालता है।

3. डोपामिन और सेरोटोनिन की कमी: ये "खुशी और संतुलन" के हार्मोन हैं। तनाव के समय इनका स्तर घटता है, जिससे उदासी, असंतोष और चिड़चिड़ापन बढ़ता है।

* **निष्कर्ष**: तनाव केवल मानसिक स्थिति नहीं है, बल्कि यह हार्मोनल असंतुलन के माध्यम से पूरे शरीर और मन को प्रभावित करता है।

2

तनाव के लक्षण और पहचान

प्रस्तावना

तनाव एक अदृश्य शत्रु है, जो धीरे-धीरे मनुष्य के जीवन में प्रवेश करता है और बिना बताए ही अपना असर दिखाने लगता है। अधिकांश लोग तनाव को केवल "मन की परेशानी" मानते हैं, लेकिन यह वास्तव में मन, शरीर और व्यवहार – तीनों पर गहरा असर डालता है। तनाव की पहचान करना कठिन इसलिए होता है क्योंकि इसके लक्षण धीरे-धीरे विकसित होते हैं और व्यक्ति अक्सर इन्हें सामान्य थकान या दिनचर्या का हिस्सा मानकर नज़रअंदाज़ कर देता है। यदि इन्हें समय रहते पहचाना न जाए, तो ये गंभीर रोगों का कारण बन सकते हैं।

मानसिक (Cognitive) लक्षण

तनाव सबसे पहले मस्तिष्क की कार्यक्षमता पर असर डालता है:
- एकाग्रता की कमी
- भूलने की आदत
- नकारात्मक सोच
- निर्णय लेने में कठिनाई
- भ्रम और चिड़चिड़ापन

भावनात्मक (Emotional) लक्षण

तनाव भावनाओं को असंतुलित कर देता है:
- चिड़चिड़ापन और गुस्सा
- चिंता और डर
- असंतोष और उदासी
- अकेलापन
- प्रेरणा की कमी

शारीरिक (Physical) लक्षण

तनाव का असर शरीर के विभिन्न अंगों पर सीधे देखा जा सकता है:
- सिरदर्द और माइग्रेन
- नींद की गड़बड़ी
- थकान और कमजोरी
- दिल की धड़कन तेज़ होना
- पाचन संबंधी समस्या
- मांसपेशियों में जकड़न
- पसीना आना और हाथ-पाँव ठंडे पड़ना
- प्रतिरोधक क्षमता कमजोर होना

व्यवहारिक (Behavioral) लक्षण

तनाव व्यक्ति के व्यवहार और आदतों को भी प्रभावित करता है:
- अत्यधिक भोजन या भूख न लगना
- धूम्रपान, शराब या नशे की आदत बढ़ना
- काम टालना (Procrastination)
- दूसरों से दूरी बनाना
- अत्यधिक गुस्सा या रूखा व्यवहार
- तेज़ बोलना या चुप्पी साध लेना

वैज्ञानिक दृष्टि से पहचान

तनाव के लक्षण केवल मन की उपज नहीं हैं, बल्कि इनके पीछे हार्मोनल और न्यूरोलॉजिकल कारण होते हैं:

- कॉर्टिसोल का बढ़ना – ब्लड प्रेशर और ब्लड शुगर बढ़ना।
- एड्रेनालिन का प्रभाव – दिल की धड़कन तेज़, सांसें तेज़, पसीना बढ़ना।
- सेरोटोनिन और डोपामिन का कम होना – उदासी, असंतोष और नींद की समस्या।
- सिंपैथेटिक नर्वस सिस्टम की सक्रियता – शरीर लगातार अलर्ट मोड में रहना।

समय पर पहचान क्यों ज़रूरी है?

तनाव के शुरुआती लक्षण अक्सर मामूली लगते हैं, लेकिन समय रहते पहचाने और नियंत्रित न किए जाएँ तो यह गंभीर रोगों का रूप ले सकते हैं:
- उच्च रक्तचाप
- हृदय रोग
- डायबिटीज
- डिप्रेशन और चिंता विकार
- नींद संबंधी रोग

इसलिए तनाव की पहचान करना और उसके लक्षणों को गंभीरता से लेना ही तनाव प्रबंधन का पहला कदम है।

निष्कर्ष

तनाव के लक्षण अलग-अलग व्यक्तियों में भिन्न हो सकते हैं, लेकिन इसका असर हर किसी पर होता है। मानसिक बेचैनी, शारीरिक थकान, भावनात्मक असंतुलन और व्यवहारिक परिवर्तन – ये सभी संकेत हैं कि हमें अपने जीवन की गति और शैली पर ध्यान देना चाहिए। तनाव को पहचानना ही उसका उपचार शुरू करने का पहला चरण है।

3

तनाव और मस्तिष्क

प्रस्तावना

मस्तिष्क (Brain) हमारे पूरे शरीर का नियंत्रण केंद्र है। सोचने, समझने, याद रखने, निर्णय लेने, भावनाओं को नियंत्रित करने और शरीर की हर गतिविधि का संचालन करने का कार्य यही करता है। जब व्यक्ति तनाव में होता है, तो मस्तिष्क सबसे पहले प्रतिक्रिया करता है। वास्तव में तनाव का पूरा विज्ञान मस्तिष्क और तंत्रिका तंत्र (Nervous System) पर आधारित है।

तनाव की प्रक्रिया मस्तिष्क में इतनी तेज़ी से होती है कि अक्सर हमें इसका आभास भी नहीं होता, लेकिन धीरे-धीरे इसका असर हमारे विचारों, भावनाओं और व्यवहार में स्पष्ट दिखाई देने लगता है।

तनाव और मस्तिष्क की प्रारंभिक प्रतिक्रिया

जब भी कोई तनावपूर्ण स्थिति सामने आती है, मस्तिष्क का एक हिस्सा Amygdala (अमिग्डाला) सबसे पहले सक्रिय होता है। यह हमारे डर, चिंता और खतरे को पहचानने वाला केंद्र है। अमिग्डाला तुरंत Hypothalamus को संकेत भेजता है। हाइपोथैलेमस फिर "Alarm System" की तरह पूरे शरीर को सतर्क कर देता है।

यही प्रक्रिया Fight or Flight Response कहलाती है –

यानी "लड़ो या भागो" की प्रतिक्रिया। इस समय शरीर में हार्मोन निकलते हैं (Cortisol और Adrenaline), जिससे हृदय गति तेज़ हो जाती है, सांसें गहरी हो जाती हैं और मांसपेशियों में तनाव आ जाता है।

मस्तिष्क के अलग-अलग हिस्सों पर असर

अमिग्डाला (Amygdala): यह मस्तिष्क का भावनात्मक केंद्र है। तनाव की स्थिति में यह अत्यधिक सक्रिय हो जाता है, परिणामस्वरूप व्यक्ति हर परिस्थिति को खतरे के रूप में देखने लगता है। इससे गुस्सा, डर और चिड़चिड़ापन बढ़ जाता है।

हिप्पोकैम्पस (Hippocampus): यह भाग याददाश्त और सीखने से जुड़ा है। लंबे समय तक Cortisol का स्तर ऊँचा रहने से हिप्पोकैम्पस की कोशिकाएँ कमजोर होने लगती हैं। इसका असर स्मृति (Memory) और सीखने की क्षमता पर पड़ता है। यही कारण है कि तनावग्रस्त व्यक्ति अक्सर बातें भूल जाता है।

प्रीफ्रंटल कॉर्टेक्स (Prefrontal Cortex): यह भाग निर्णय लेने, तार्किक सोच और योजना बनाने का कार्य करता है। तनाव की स्थिति में इसका कार्य धीमा हो जाता है। व्यक्ति सही निर्णय नहीं ले पाता और उलझन में पड़ जाता है।

हाइपोथैलेमस (Hypothalamus): यह शरीर के हार्मोनल सिस्टम (Endocrine System) को नियंत्रित करता है। तनाव के समय Hypothalamus – Pituitary – Adrenal Axis (HPA Axis) सक्रिय हो जाती है। इसी से Cortisol और Adrenaline का स्राव होता है। HPA Axis का लंबे समय तक सक्रिय रहना शरीर को थका देता है।

तनाव हार्मोन और मस्तिष्क

कॉर्टिसोल (Cortisol): यह मस्तिष्क को अल्पकाल में सतर्क बनाता है, लेकिन लंबे समय तक यह न्यूरॉन्स को नुकसान पहुँचाकर याददाश्त कमजोर करता है और

अवसाद (Depression) का खतरा बढ़ाता है।

एड्रेनालिन (Adrenaline): यह अल्पकालीन ध्यान और ऊर्जा देता है, लेकिन लगातार इसका स्तर ऊँचा रहने से घबराहट और बेचैनी बढ़ती है।

सेरोटोनिन की कमी: तनाव से यह हार्मोन घट जाता है, जिससे मूड डिप्रेशन और नींद की समस्या उत्पन्न होती है।

डोपामिन असंतुलन: तनाव आनंद और प्रेरणा से जुड़े इस रसायन को घटाता है, जिससे व्यक्ति को काम में रुचि नहीं रहती।

तनाव और मस्तिष्क में होने वाले परिवर्तन

वैज्ञानिक अध्ययनों से पता चला है कि लगातार तनावग्रस्त रहने पर:
- मस्तिष्क की कोशिकाओं (Neurons) में संचार कमजोर हो जाता है।
- हिप्पोकैम्पस सिकुड़ने लगता है, जिससे स्मृति पर असर पड़ता है।
- अमिग्डाला बढ़ा हुआ और अति-सक्रिय हो जाता है, जिससे भावनात्मक असंतुलन बढ़ता है।
- प्रीफ्रंटल कॉर्टेक्स का नियंत्रण कमज़ोर होता है, जिससे व्यक्ति तर्क की बजाय आवेग (Impulse) से निर्णय लेने लगता है।

दीर्घकालिक प्रभाव

यदि तनाव लगातार बना रहे तो मस्तिष्क पर इसके गंभीर परिणाम हो सकते हैं:
- डिप्रेशन और एंग्जायटी डिसऑर्डर।
- अल्ज़ाइमर और डिमेंशिया का खतरा बढ़ना।
- निर्णय लेने की क्षमता कमजोर होना।
- मूड स्विंग और व्यक्तित्व में बदलाव।

निष्कर्ष

तनाव और मस्तिष्क का संबंध गहरा और सीधा है। जब भी व्यक्ति तनाव में आता है, मस्तिष्क का भावनात्मक भाग (Amygdala) तुरंत सक्रिय हो जाता है और शरीर को संकट का सामना करने के लिए तैयार करता है। अल्पकालीन स्थिति में यह प्रक्रिया सहायक है, लेकिन यदि यह लंबे समय तक बनी रहे तो यह मस्तिष्क की संरचना और कार्यप्रणाली दोनों को बदल देती है।

इसलिए मानसिक स्वास्थ्य और तनाव प्रबंधन केवल भावनात्मक ज़रूरत नहीं, बल्कि वैज्ञानिक और जैविक आवश्यकता है। स्वस्थ मस्तिष्क ही तनाव से सुरक्षित रहकर रिश्तों और सेहत को संतुलित रख सकता है।

4

तनाव से उत्पन्न बीमारियाँ

1. प्रस्तावना

आधुनिक चिकित्सा विज्ञान अब यह मान चुका है कि लगभग 80-90% बीमारियाँ "Psychosomatic" होती हैं। Psychosomatic का अर्थ है — मन और शरीर का संबंध, यानी मन की नकारात्मक स्थिति या तनाव धीरे-धीरे शरीर में रोग पैदा कर देती है।

जब हम तनाव में होते हैं, तो शरीर के हार्मोन (Cortisol, Adrenaline) लंबे समय तक असंतुलित रहते हैं। यह स्थिति हृदय, मस्तिष्क, पाचन तंत्र, हड्डियों और प्रतिरक्षा प्रणाली — सब पर असर डालती है। यही कारण है कि अधिकांश लोग जो बाहर से स्वस्थ दिखते हैं, उनके भीतर धीरे-धीरे रोग जन्म ले लेते हैं।

2. हृदय और रक्तचाप संबंधी रोग

1) उच्च रक्तचाप (Hypertension): तनाव के समय धमनियाँ सिकुड़ जाती हैं, हृदय गति तेज हो जाती है और रक्तचाप बढ़ जाता है। यदि तनाव लगातार बना रहे तो यह स्थायी हाई बीपी का रूप ले लेता है।
2) हृदय रोग (Heart Disease): तनाव से एड्रेनालिन और

कॉर्टिसोल बढ़ते हैं, जिससे दिल की मांसपेशियों पर दबाव बढ़ता है। इससे एंजाइना, हार्ट अटैक और स्ट्रोक का खतरा बढ़ जाता है।
3) अनियमित धड़कन (Arrhythmia): तनाव से हृदय की लय बिगड़ सकती है।

3. डायबिटीज़ और मेटाबॉलिक रोग

1) तनाव हार्मोन कॉर्टिसोल लगातार ऊँचा रहने से शरीर में शुगर लेवल बढ़ा देता है।
2) कोशिकाएँ इंसुलिन को ठीक से रिस्पॉन्ड नहीं करतीं, जिससे टाइप-2 डायबिटीज़ पैदा होती है।
3) तनाव के कारण लोग अधिक मीठा या जंक फूड खाते हैं, जिससे मोटापा और डायबिटीज़ दोनों तेज़ी से बढ़ते हैं।

4. पाचन तंत्र की बीमारियाँ

1) एसिडिटी और गैस्ट्रिक अल्सर: तनाव से पेट में एसिड का स्तर बढ़ता है।
2) इर्रिटेबल बॉवेल सिंड्रोम (IBS): तनाव आंतों की गति को असंतुलित कर देता है, जिससे दस्त या कब्ज़ की समस्या होती है।
3) भूख का असंतुलन: कोई व्यक्ति तनाव में अधिक खाता है तो कोई बिल्कुल भूख खो देता है।

5. मस्तिष्क और मानसिक रोग

1) डिप्रेशन और एंग्जायटी: लंबे समय तक तनाव में रहने से मस्तिष्क के रसायन (Serotonin, Dopamine) असंतुलित हो जाते हैं।
2) नींद संबंधी विकार (Insomnia): कॉर्टिसोल का स्तर ऊँचा रहने से व्यक्ति को नींद नहीं आती।
3) स्मृति ह्रास (Memory Loss): हिप्पोकैम्पस कमजोर हो जाता है, जिससे याददाश्त घटने लगती है।
4) पैनिक अटैक और घबराहट: तनावग्रस्त व्यक्ति अचानक बेचैनी और सांस फूलने का अनुभव कर सकता है।

6. प्रतिरक्षा तंत्र और संक्रमण

1) तनाव से शरीर की इम्युनिटी (प्रतिरोधक क्षमता) कम हो जाती है।
2) बार-बार सर्दी-जुकाम होना, घाव देर से भरना और संक्रमण जल्दी पकड़ लेना — ये सब इसके उदाहरण हैं।
3) यही कारण है कि लंबे तनाव में रहने वाले लोग अक्सर हर छोटे संक्रमण से जल्दी बीमार हो जाते हैं।

7. त्वचा और बालों की बीमारियाँ

1) तनाव से सोरायसिस, एक्ज़िमा और एलर्जी जैसी समस्याएँ बढ़ जाती हैं।
2) बाल झड़ना और सफेद होना भी तनाव से गहराई से जुड़ा है।

8. हड्डियों और मांसपेशियों की बीमारियाँ

1) तनाव से मांसपेशियों में लगातार खिंचाव रहता है, जिससे गर्दन और पीठ दर्द आम हो जाता है।
2) कॉर्टिसोल का अधिक स्तर हड्डियों से कैल्शियम कम करता है, जिससे ऑस्टियोपोरोसिस (हड्डियाँ कमजोर होना) का खतरा बढ़ता है।

9. हार्मोनल असंतुलन और अन्य रोग

1) महिलाओं में तनाव से मासिक धर्म की अनियमितता, PCOD और बांझपन तक की समस्या हो सकती है।
2) पुरुषों में तनाव टेस्टोस्टेरोन घटाकर यौन क्षमता को प्रभावित करता है।
3) थायरॉइड की समस्याएँ भी तनाव से और गंभीर हो सकती हैं।

10. कैंसर और गंभीर रोगों में भूमिका

प्रत्यक्ष रूप से तनाव कैंसर का कारण नहीं है, लेकिन लगातार तनाव इम्युनिटी को इतना कमजोर कर देता है

कि शरीर की रोग-प्रतिरोधक क्षमता कैंसर कोशिकाओं को रोक नहीं पाती। यही कारण है कि कई बार डॉक्टर कहते हैं कि “रोग की जड़ मन में है।”

11. निष्कर्ष

तनाव केवल मानसिक दबाव नहीं है। यह पूरे शरीर की जड़ों में उतरकर हर अंग को प्रभावित करता है।
ब्लड प्रेशर, डायबिटीज़, हृदय रोग, पाचन समस्या, नींद की गड़बड़ी, त्वचा रोग, हार्मोनल असंतुलन और यहां तक कि कैंसर — इन सबकी जड़ में तनाव है। इसलिए यदि हम तनाव पर नियंत्रण पा लें, तो जीवन की 80-90% बीमारियों से बच सकते हैं।

तनाव पर काबू = रोगों पर काबू। यही इस अध्याय का मुख्य संदेश है।

5

तनाव प्रबंधन के उपाय

1. श्वसन और प्राणायाम (Breathing & Yogic Practices)

तनाव कम करने का सबसे सरल और प्रभावी उपाय है गहरी श्वास और प्राणायाम। यह तुरंत तनावग्रस्त नर्वस सिस्टम को शांत करता है और मन को संतुलित बनाता है।

मुख्य प्राणायाम:
1) अनुलोम-विलोम – नाड़ियों को शुद्ध करता है और मस्तिष्क को शांति देता है।
2) कपालभाति – शरीर से विषाक्त पदार्थ बाहर निकालता है और मन को हल्का करता है।
3) भ्रामरी – कानों में गूंजने वाली ध्वनि से मस्तिष्क तुरंत शांत होता है।
4) उज्जायी – मन को एकाग्र करता है और तनाव घटाता है।
5) शीतली – शरीर को ठंडक और मन को शांति देती है।

2. ध्यान और योगनिद्रा (Meditation & Yogic Relaxation)

ध्यान मन की तरंगों को संतुलित करता है और मस्तिष्क के तनाव केंद्र (Amygdala) को शांत करता है। योगनिद्रा गहरे विश्राम की स्थिति है जिसमें मन और शरीर दोनों पुनः ऊर्जावान हो जाते हैं।

1) माइंडफुलनेस मेडिटेशन – वर्तमान क्षण में जीने की कला।
2) विपश्यना ध्यान – विचारों और भावनाओं का साक्षी बनना।
3) योगनिद्रा – लेटकर गहरी चेतना की अवस्था, तनाव मुक्ति के लिए अत्यंत प्रभावी।

3. शारीरिक व्यायाम और योगासन (Exercise & Yoga)

विशेष रूप से, तनाव प्रबंधन के लिए **नियमित वॉक (Morning/Evening Walk)** का बहुत महत्व है। व्यक्ति को अपनी क्षमता के अनुसार प्रतिदिन चलना चाहिए। यदि स्वास्थ्य अच्छा है तो कम से कम 45 मिनट की तेज़ चाल से वॉक अवश्य करनी चाहिए। यह न केवल शारीरिक स्वास्थ्य को बेहतर बनाती है बल्कि मानसिक तनाव कम करने में भी अत्यंत प्रभावी है।
अनुसंधानों से यह प्रमाणित है कि नियमित वॉक करने से एंडोर्फिन हार्मोन का स्राव होता है, जो तनाव और अवसाद दोनों को कम करता है।

तनाव कम करने के लिए नियमित व्यायाम और योगासन अत्यंत लाभकारी हैं। ये शरीर से एंडोर्फिन (खुशी हार्मोन) निकालते हैं और मन को हल्का बनाते हैं।

मुख्य आसन:
1) भुजंगासन – रीढ़ और छाती खोलकर तनाव घटाता है।
2) सर्वांगासन – थायरॉइड ग्रंथि को संतुलित करता है और मानसिक स्थिरता देता है।
3) पश्चिमोत्तानासन – तंत्रिका तंत्र को शांत करता है और मन को स्थिर बनाता है।
4) शिथिलासन – शरीर और मन को ढीला छोड़ने का अभ्यास।
5) सेतु बंधासन – रीढ़ और मन दोनों को आराम देता

है।
6) वज्रासन – भोजन के बाद पाचन और मानसिक शांति के लिए।
7) शवासन – गहरे विश्राम की स्थिति, तनाव कम करने का सर्वोत्तम साधन।

4. स्वस्थ जीवनशैली और आहार (Healthy Lifestyle & Diet)

तनाव प्रबंधन के लिए जीवनशैली और आहार अत्यंत महत्वपूर्ण भूमिका निभाते हैं।

1) नींद – प्रतिदिन 7–8 घंटे की नींद आवश्यक है।
2) आहार की सादगी – सरल, हल्का और पौष्टिक भोजन लेना।
3) शांतिपूर्वक भोजन – धीरे-धीरे और मन लगाकर खाना तनाव घटाता है।
4) जंक फूड और कैफीन से दूरी – यह तनाव को बढ़ाते हैं।
5) पर्याप्त पानी – शरीर और मन को ताज़ा रखता है।

5. सकारात्मक सोच और भावनात्मक संतुलन

तनाव को मन की सोच और दृष्टिकोण बदलकर कम किया जा सकता है।

1) पॉज़िटिव थिंकिंग – हर परिस्थिति में सकारात्मक पहलू ढूँढना।
2) गुस्से पर नियंत्रण – प्रतिक्रियाओं को नियंत्रित करना।
3) कृतज्ञता का अभ्यास – रोज़ाना 5 चीज़ें लिखना जिनके लिए आप आभारी हैं।

6. रिश्तों को मजबूत बनाना

परिवार और मित्रों का सहयोग तनाव कम करने का सबसे बड़ा साधन है।

1) संवाद – अपनी भावनाएँ साझा करना।

2) मेलजोल – परिवार के साथ समय बिताना।
3) सहारा देना और लेना – यह भावनात्मक शक्ति का स्रोत है।

7. समय प्रबंधन (Time Management)

समय का सही उपयोग तनाव प्रबंधन की कुंजी है।

1) कार्यों की प्राथमिकता तय करना।
2) काम टालने की आदत छोड़ना।
3) काम, विश्राम और मनोरंजन का संतुलन रखना।

8. रुचियाँ और रचनात्मक गतिविधियाँ

शौक (Hobbies) मन को तनाव से हटाकर रचनात्मकता की ओर ले जाते हैं।

1) संगीत, लेखन या पठन।
2) बागवानी और चित्रकला।
3) सामुदायिक कार्य और सामाजिक जुड़ाव।

9. हँसी और सामाजिक आनंद

हँसी तनाव का सबसे बड़ा टॉनिक है।

1) हँसी क्लब या समूह में शामिल होना।
2) परिवार और मित्रों के साथ हल्की-फुल्की बातचीत।
3) मज़ाक और खेलकूद से मन को हल्का करना।

10. आवश्यक होने पर पेशेवर सहायता (Professional Help)

यदि तनाव बहुत अधिक है तो विशेषज्ञ की मदद लेना चाहिए।

1) मनोचिकित्सक या मनोवैज्ञानिक से परामर्श।
2) काउंसलिंग और थैरेपी (जैसे CBT)।
3) आवश्यकता पड़ने पर दवाओं का सही उपयोग।

11. निष्कर्ष

तनाव प्रबंधन कोई एक दिन का कार्य नहीं, बल्कि यह जीवन जीने की कला है। श्वसन और प्राणायाम, ध्यान और योगनिद्रा, व्यायाम और योगासन, स्वस्थ आहार और जीवनशैली, सकारात्मक सोच और मजबूत रिश्ते — ये सभी उपाय मिलकर तनाव को जीवन से बाहर निकाल सकते हैं।

जब व्यक्ति इन उपायों को अपनाता है, तभी वह स्वस्थ, खुशहाल और संतुलित जीवन जी सकता है।

भाग 2

रिश्ते (Relationship)

अध्याय 6 से 10

6

रिश्तों में संवाद की कमी

1. प्रस्तावना

मानव जीवन रिश्तों से ही पूर्ण होता है। माता-पिता, पति-पत्नी, भाई-बहन, मित्र और सहकर्मी — यही रिश्ते हमें भावनात्मक सहारा देते हैं। लेकिन आधुनिक समय की तेज़ रफ्तार और डिजिटल संस्कृति ने इन रिश्तों में संवाद की गहराई को कम कर दिया है। आज लोग घंटों मोबाइल और इंटरनेट पर सक्रिय रहते हैं, लेकिन परिवार और दोस्तों से सीधी बातचीत करने का समय नहीं निकाल पाते। यही कारण है कि आपसी निकटता घट रही है और रिश्तों में दूरी बढ़ रही है।

2. डिजिटल युग और संवाद का संकट

1) पहले लोग बैठकर आमने-सामने बातें करते थे। इसमें भावनाएँ, चेहरे के भाव और सच्ची निकटता होती थी।
2) अब अधिकतर संवाद फोन, व्हाट्सएप या सोशल मीडिया पर सीमित हो गया है।
3) लिखित संदेश में भावनाओं की गर्माहट और मानवीय जुड़ाव खो जाता है।
4) “Seen” या “Like” करने से संबंध निभाना संभव नहीं होता।

3. संवाद की कमी से रिश्तों पर असर

1) पारिवारिक संबंध: माता-पिता और बच्चों के बीच दूरी बढ़ रही है क्योंकि बच्चे अधिकतर समय स्क्रीन पर बिताते हैं।
2) दांपत्य जीवन: पति-पत्नी में सीधी बातचीत कम होने से गलतफहमियाँ और तनाव बढ़ते हैं।
3) दोस्ती और सामाजिक संबंध: सोशल मीडिया पर दिखावे से दोस्ती सतही हो गई है।
4) पीढ़ीगत अंतर: बुज़ुर्ग अपने विचार और अनुभव साझा नहीं कर पाते क्योंकि नई पीढ़ी के पास समय और धैर्य की कमी है।

4. संवाद की कमी के मनोवैज्ञानिक प्रभाव

1) अकेलापन (Loneliness)
2) अविश्वास और गलतफहमियाँ
3) भावनात्मक असुरक्षा
4) डिप्रेशन और एंग्जायटी
5) रिश्तों का टूटना

5. संवाद को जीवंत बनाने के उपाय

1) समय निकालना: रोज़ाना परिवार के साथ बैठकर 20–30 मिनट बिना मोबाइल के बात करें।
2) सुनना भी ज़रूरी है: केवल बोलना नहीं, बल्कि ध्यान से सुनना भी संवाद का हिस्सा है।
3) डिजिटल डिटॉक्स: भोजन के समय और पारिवारिक बैठकों में मोबाइल का उपयोग न करें।
4) खुलापन और ईमानदारी: अपनी भावनाएँ दबाएँ नहीं, लेकिन उन्हें शांति और प्रेम से व्यक्त करें।
5) संवाद का संतुलन: आलोचना से अधिक प्रशंसा और आभार व्यक्त करने की आदत डालें।

6. रिश्तों में संवाद की भूमिका

संवाद केवल शब्दों का आदान-प्रदान नहीं है, बल्कि यह

भावनाओं का पुल है।
1) सही संवाद से विश्वास और प्रेम बढ़ता है।
2) रिश्ते मजबूत और स्थायी बनते हैं।
3) तनाव और गलतफहमियाँ कम होती हैं।
4) परिवार और समाज दोनों में सकारात्मकता बढ़ती है।

7. निष्कर्ष

रिश्तों में संवाद की कमी आज के युग की सबसे बड़ी सामाजिक समस्या है।
तकनीक हमें जोड़े रखती है, लेकिन दिलों की दूरी भी बढ़ा देती है।
यदि हम रिश्तों को सच में निभाना चाहते हैं, तो मोबाइल और सोशल मीडिया से ऊपर उठकर सामने बैठकर बातचीत, एक-दूसरे की बातें सुनना और भावनाएँ साझा करना ही सबसे बड़ा उपाय है।

सच्चे संवाद से ही रिश्तों में निकटता, विश्वास और प्रेम लौट सकता है।

7

बोलचाल की कला और जुबान की शक्ति

1. प्रस्तावना

मनुष्य की सबसे बड़ी पहचान उसकी वाणी होती है। हम क्या बोलते हैं, कैसे बोलते हैं और कब बोलते हैं – यही हमारी छवि और रिश्तों को तय करता है। एक मीठा, शालीन और संतुलित संवाद न केवल मित्रता बढ़ाता है बल्कि संघर्ष की स्थिति को भी सहज बना देता है। इसके विपरीत, कठोर या कटु शब्द रिश्तों को तोड़ते हैं और तनाव को जन्म देते हैं।

2. जुबान की शक्ति - सामाजिक और व्यक्तिगत महत्व

1) सम्मान का आधार: समाज में किसी व्यक्ति का सम्मान उसके शब्दों और व्यवहार से तय होता है।
2) रिश्तों की नींव: पति-पत्नी, मित्र या सहकर्मी – सब रिश्ते जुबान की मिठास से ही मजबूत होते हैं।
3) सफलता का साधन: अच्छी बोलचाल की कला से नेतृत्व, व्यवसाय और सामाजिक जीवन में सफलता मिलती है।
4) संघर्ष समाधान: संवाद ही हर विवाद का समाधान है।

3. वैज्ञानिक दृष्टिकोण से जुबान की शक्ति

1) जब कोई व्यक्ति मृदु और मधुर स्वर में बात करता है, तो सामने वाले के मस्तिष्क में Oxytocin (Trust Hormone) और Serotonin (Happy Hormone) का स्तर बढ़ता है। इससे सामने वाला व्यक्ति आराम और अपनापन महसूस करता है।
2) कठोर और अपमानजनक शब्द Amygdala (भय और गुस्से का केंद्र) को सक्रिय कर देते हैं, जिससे सामने वाला व्यक्ति रक्षात्मक या आक्रामक हो जाता है।
3) मीठे शब्द हृदय गति और रक्तचाप को संतुलित करते हैं, जबकि कटु शब्द हृदय गति को बढ़ाकर तनाव उत्पन्न करते हैं।

4. बोलचाल की कला (Art of Communication)

1) सुनना भी एक कला है: केवल बोलना ही नहीं, सामने वाले को ध्यान से सुनना भी संवाद का हिस्सा है।
2) शब्दों का चयन: उचित और शिष्ट भाषा का प्रयोग करें।
3) आवाज़ का स्वर: धीमे, संयमित और आत्मीय स्वर में बोली गई बात अधिक प्रभावशाली होती है।
4) समय का ध्यान: कब बोलना है और कब चुप रहना है – यह समझना ही बोलचाल की सबसे बड़ी कला है।
5) ईमानदारी और स्पष्टता: सत्य बोलें, लेकिन उसे इस तरह से कहें कि सामने वाला आहत न हो।

5. जुबान - मित्र और शत्रु बनाने वाली शक्ति

1) मीठे बोल → मित्रता, सहयोग और सम्मान को जन्म देते हैं।
2) कड़वे बोल → अपमान, तनाव और शत्रुता को जन्म देते हैं।
3) जीवन में कितने ही रिश्ते केवल एक गलत शब्द की वजह से टूट जाते हैं।
4) इसलिए कहा गया है: “वाणी ही विष है और वाणी ही अमृत।”

6. बोलचाल की कला और मानसिक स्वास्थ्य

1) जब हम शांत और मधुर बोलते हैं, तो स्वयं के भीतर भी शांति और सकारात्मक ऊर्जा पैदा होती है।
2) कटु वाणी बोलने वाला व्यक्ति धीरे-धीरे तनाव, क्रोध और असंतोष में रहने लगता है।
3) मनोविज्ञान मानता है कि "जुबान का नियंत्रण आत्म-नियंत्रण का सबसे बड़ा हिस्सा है।"

7. जुबान की शक्ति को सकारात्मक बनाने के उपाय

1) बोलने से पहले सोचें: क्या यह शब्द सामने वाले को चोट पहुँचाएँगे या सहारा देंगे?
2) अनावश्यक आलोचना से बचें।
3) प्रशंसा और आभार व्यक्त करने की आदत डालें।
4) सकारात्मक उदाहरण और कहानियाँ साझा करें।
5) गुस्से में कभी भी निर्णयात्मक बातें न कहें।

8. निष्कर्ष

बोलचाल की कला और जुबान की शक्ति मनुष्य के पूरे जीवन की दिशा तय करती है।
मीठी जुबान से न केवल रिश्ते मधुर बनते हैं बल्कि समाज में सम्मान और सहयोग भी मिलता है।
विज्ञान भी यह प्रमाणित करता है कि हमारी वाणी सामने वाले के मस्तिष्क और भावनाओं को गहराई से प्रभावित करती है।
इसलिए बोलचाल में संयम, मधुरता और सकारात्मकता अपनाना ही जीवन की सबसे बड़ी कला है।

8

गुस्सा, ईर्ष्या और तुलना का असर

1. प्रस्तावना

मनुष्य का जीवन बाहर की परिस्थितियों से अधिक भीतर की भावनाओं पर निर्भर करता है। इनमें से तीन सबसे विनाशकारी भावनाएँ हैं – गुस्सा, ईर्ष्या और तुलना।
- गुस्सा रिश्तों को तोड़ता है और शरीर को जलाता है।
- ईर्ष्या मन को ज़हर की तरह खाती है।
- तुलना इंसान को उसकी उपलब्धियों से कभी संतुष्ट नहीं होने देती।

ये तीनों मिलकर तनाव, असंतोष और बीमारियों का सबसे बड़ा कारण बनते हैं।

2. गुस्सा (Anger) - आत्मविनाश की जड़

1) गुस्सा एक प्राकृतिक भावना है, लेकिन जब यह नियंत्रण से बाहर हो जाए तो यह रिश्ते और सेहत दोनों को नष्ट कर देता है।
2) वैज्ञानिक दृष्टि से गुस्से के समय Adrenaline और Cortisol अचानक बढ़ जाते हैं, जिससे हृदय की धड़कन तेज़ होती है, रक्तचाप बढ़ता है और दिमाग की निर्णय क्षमता कमज़ोर पड़ जाती है।

3) गुस्से में लिए गए फैसले प्रायः गलत होते हैं और बाद में पछतावा ही मिलता है।
4) लगातार गुस्सा करने वालों में हृदय रोग, ब्लड प्रेशर और माइग्रेन जैसी समस्याएँ अधिक पाई जाती हैं।

3. ईर्ष्या (Jealousy) - भीतर का जहर

1) ईर्ष्या का अर्थ है – दूसरों की सफलता देखकर मन में जलन या दुख होना।
2) यह भावना धीरे-धीरे आत्मविश्वास को खत्म कर देती है।
3) वैज्ञानिक शोध बताते हैं कि ईर्ष्या से मस्तिष्क का Amygdala सक्रिय होता है, जिससे असंतोष और चिड़चिड़ापन बढ़ता है।
4) ईर्ष्यालु व्यक्ति कभी भी अपनी उपलब्धियों का आनंद नहीं ले पाता और हमेशा दूसरों की ओर देखता रहता है।
5) यह भावना लंबे समय तक बनी रहे तो व्यक्ति अकेलापन, डिप्रेशन और रिश्तों में टूटन का शिकार हो जाता है।

4. तुलना (Comparison) - तनाव का सबसे बड़ा कारण

1) आधुनिक युग में तुलना हर जगह है – पढ़ाई, नौकरी, धन, सौंदर्य, प्रतिष्ठा और सोशल मीडिया।
2) दूसरों से तुलना करने पर हम अपनी खुशी खो बैठते हैं।
3) Psychology के अनुसार लगातार तुलना करने से Low Self-Esteem और Anxiety बढ़ती है।
4) तुलना का खेल कभी खत्म नहीं होता, क्योंकि हमेशा कोई न कोई हमसे बेहतर होगा।
5) संतोष का न होना ही असली दुख की जड़ है।

5. गुस्सा, ईर्ष्या और तुलना - तीनों का संयुक्त प्रभाव

- जब व्यक्ति गुस्से में रहता है → रिश्ते टूटते हैं।
- जब ईर्ष्या करता है → मन भीतर से जलता है।
- जब तुलना करता है → आत्मसंतोष समाप्त हो जाता है।

तीनों मिलकर व्यक्ति को तनाव, डिप्रेशन और असफलताओं के दलदल में धकेल देते हैं।

6. समाधान और व्यावहारिक उपाय

1) गुस्सा प्रबंधन: गहरी सांस लें, कुछ समय मौन रहें और बाद में अपनी बात रखें।
2) ईर्ष्या से बचाव: दूसरों की सफलता देखकर सीखें, न कि जलें।
3) तुलना से मुक्ति: खुद की प्रगति की तुलना केवल अपनी पिछली स्थिति से करें।
4) संतोष का अभ्यास: जो है, उसमें आभार प्रकट करना (Gratitude) तनाव घटाने का सबसे सरल उपाय है।
5) ध्यान और योग: मन को संतुलित और शांत रखने का सबसे प्रभावी साधन।

7. निष्कर्ष

गुस्सा, ईर्ष्या और तुलना – ये तीन मानसिक जाल हैं जो जीवन की शांति और सुख को नष्ट कर देते हैं।
- गुस्सा शरीर को जलाता है,
- ईर्ष्या मन को विषाक्त करती है,
- और तुलना आत्मा को असंतोष से भर देती है।

यदि मनुष्य इन तीनों पर नियंत्रण पा ले, तो उसका जीवन वास्तव में आनंद, संतोष और सफलता से भर सकता है।

9

रिश्तों में विश्वास और सहानुभूति

1. प्रस्तावना

रिश्ते केवल रक्त संबंधों या कानूनी बंधनों से नहीं चलते, वे विश्वास और सहानुभूति पर आधारित होते हैं।
- विश्वास (Trust): यह वह अदृश्य धागा है जो दो लोगों को गहराई से जोड़ता है।
- सहानुभूति (Empathy): यह वह भाव है जिसमें हम दूसरे के दुख-दर्द को महसूस करके उसे समझते और उसका साथ देते हैं

यदि ये दोनों तत्व किसी भी रिश्ते से निकल जाएँ तो रिश्ता केवल नाम का रह जाता है।

2. विश्वास का महत्व

1) रिश्तों की नींव: विश्वास हर रिश्ते की पहली शर्त है। बिना विश्वास के प्रेम, मित्रता या दांपत्य जीवन अधूरा है।
2) सुरक्षा की भावना: जब हमें लगता है कि कोई व्यक्ति हमें धोखा नहीं देगा, तो हमारे भीतर मानसिक शांति पैदा होती है।
3) गलतफहमियों से बचाव: विश्वास होने पर छोटी-मोटी गलतियों से रिश्ते नहीं टूटते।

4) सहयोग और साझेदारी: चाहे परिवार हो या व्यवसाय, सफलता केवल विश्वास पर टिकती है।

3. सहानुभूति की शक्ति

1) दूसरे के दर्द को समझना: सहानुभूति का अर्थ है किसी की स्थिति को अपने दिल से महसूस करना।
2) भावनात्मक जुड़ाव: जब हम किसी को समझते हैं, तो वह व्यक्ति हमें अपना मानने लगता है।
3) तनाव में सहारा: सहानुभूति रखने वाला व्यक्ति दूसरों के तनाव को कम कर देता है।
4) आनंद का स्रोत: सहानुभूति केवल दूसरे को ही नहीं, बल्कि हमें भी मानसिक शांति और आनंद देती है।

4. वैज्ञानिक दृष्टिकोण

1) शोध बताते हैं कि जब हम विश्वास करते हैं, तो मस्तिष्क में Oxytocin (Trust Hormone) का स्तर बढ़ता है। यह हमें शांति और अपनापन देता है।
2) जब हम सहानुभूति दिखाते हैं, तो मस्तिष्क का Mirror Neuron System सक्रिय होता है। यह हमें सामने वाले के दुख या खुशी को सचमुच महसूस कराता है।
3) सहानुभूति और विश्वास रखने वाले लोगों में डिप्रेशन, तनाव और हृदय रोग का खतरा कम पाया गया है।

5. विश्वास और सहानुभूति की कमी के परिणाम

1) रिश्तों में दूरी और टूटन।
2) आपसी अविश्वास से झगड़े और गलतफहमियाँ।
3) मानसिक तनाव और अकेलापन।
4) परिवार और समाज दोनों में नकारात्मकता।

6. विश्वास और सहानुभूति बढ़ाने के उपाय

1) ईमानदारी: हमेशा सच बोलें, भले ही वह कठिन क्यों न हो।
2) वादे निभाएँ: छोटे-छोटे वादों को निभाने से विश्वास गहराता है।

3) सुनना और समझना: सामने वाले को पूरा ध्यान देकर सुनें।
4) भावनाएँ साझा करें: अपनी भावनाओं को छिपाएँ नहीं, बल्कि विनम्रता से व्यक्त करें।
5) मदद के लिए आगे बढ़ें: सहानुभूति का सबसे बड़ा रूप है – ज़रूरत के समय किसी का साथ देना।

7. रिश्तों का वास्तविक सौंदर्य

1) विश्वास और सहानुभूति से रिश्तों में गहराई, गर्माहट और स्थिरता आती है।
2) ऐसे रिश्ते ही जीवनभर टिकते हैं और कठिन समय में हमें सहारा देते हैं।
3) यदि हम केवल अपने लिए जीते हैं तो जीवन अधूरा है, लेकिन जब हम सहानुभूति के साथ दूसरों के लिए जीते हैं तो जीवन पूर्ण हो जाता है।

8. निष्कर्ष

रिश्तों में विश्वास और सहानुभूति केवल शब्द नहीं, बल्कि जीवन की सबसे बड़ी आवश्यकताएँ हैं।
- विश्वास हमें सुरक्षित और निडर बनाता है।
- सहानुभूति हमें मानवीय और संवेदनशील बनाती है।
- दोनों मिलकर जीवन को संतोष, प्रेम और स्थिरता देते हैं।

जो व्यक्ति रिश्तों में विश्वास और सहानुभूति को अपना लेता है, उसका जीवन न केवल तनावमुक्त होता है बल्कि दूसरों के लिए प्रेरणा बन जाता है।

10

रिश्तों को ठीक करने के व्यावहारिक उपाय

1. प्रस्तावना

रिश्ते बनाना आसान है, लेकिन उन्हें निभाना और टूटे रिश्तों को जोड़ना सबसे कठिन कार्य है। कभी-न-कभी हर परिवार, मित्रता या दांपत्य जीवन में मतभेद, विवाद और दूरी आती है। लेकिन अच्छी बात यह है कि कुछ सरल और व्यावहारिक कदम उठाकर हम रिश्तों को फिर से ठीक कर सकते हैं।

2. संवाद (Communication)

1) किसी भी समस्या का पहला समाधान है — बात करना।
2) चुप्पी, दूरी और अनदेखी रिश्तों को और बिगाड़ देती है।
3) अपनी भावनाओं को शांत स्वर में व्यक्त करें।
4) सामने वाले की बात ध्यान से सुनें, बीच में टोके नहीं।

3. माफी माँगना और क्षमा करना

1) अगर गलती आपकी है तो ईमानदारी से माफी माँगें।
2) अगर गलती सामने वाले की है, तो उसे क्षमा करना सीखें।
3) माफी और क्षमा दोनों रिश्तों को नया जीवन देते हैं।
4) "मैं सही हूँ" पर अड़े रहना सबसे बड़ा दुश्मन है।

4. विश्वास बहाल करना

1) वादों को निभाएँ और ईमानदार रहें।
2) समय पर सहायता करें, भरोसा जीतने का यह सबसे बड़ा साधन है।
3) झूठ और धोखा रिश्ते की सबसे बड़ी कमजोरी है।
4) विश्वास धीरे-धीरे बनता है, धैर्य रखें।

5. सहानुभूति और संवेदनशीलता

1) सामने वाले की स्थिति और भावनाओं को समझने की कोशिश करें।
2) केवल अपनी नहीं, बल्कि उसके दृष्टिकोण से भी सोचें।
3) संवेदनशील व्यवहार रिश्तों की सबसे बड़ी मजबूती है।

6. समय देना

1) व्यस्त जीवन में भी रिश्तों के लिए समय निकालना ज़रूरी है।
2) परिवार या मित्र के साथ बैठकर खाना, घूमना या बातचीत करना रिश्तों को गहरा करता है।
3) केवल Virtual संबंध (फोन, व्हाट्सएप) पर्याप्त नहीं, व्यक्तिगत समय अनिवार्य है।

7. प्रशंसा और आभार

1) छोटी-छोटी बातों के लिए भी "धन्यवाद" कहना न भूलें।
2) तारीफ़ और प्रशंसा रिश्तों में मिठास घोलती है।
3) आभार जताने से सामने वाला व्यक्ति सम्मानित और

मूल्यवान महसूस करता है।

8. आलोचना का तरीका

1) यदि आलोचना करनी ही पड़े तो शांत और प्रेमपूर्ण स्वर में करें।
2) व्यक्ति को नहीं, उसके व्यवहार को गलत ठहराएँ।
3) "तुम हमेशा गलत करते हो" की बजाय कहें – "यह काम इस तरह होता तो और अच्छा होता।"

9. गुस्से पर नियंत्रण

1) गुस्से के समय कुछ देर मौन रहें।
2) तुरंत प्रतिक्रिया देने की बजाय बाद में शांत मन से बात करें।
3) गुस्से से कहा गया एक शब्द रिश्तों को जीवनभर के लिए तोड़ सकता है।

10. पुराने घावों को न कुरेदें

1) बीते हुए विवादों और गलतियों को बार-बार याद न दिलाएँ।
2) आगे बढ़ना सीखें, तभी रिश्ते मजबूत बनते हैं।
3) क्षमा और विस्मृति (Forgive & Forget) रिश्तों की असली दवा है।

11. साझा गतिविधियाँ

1) साथ में कोई काम करना – जैसे खाना बनाना, यात्रा करना, पूजा करना या मनोरंजन – निकटता बढ़ाता है।
2) साझा गतिविधियाँ रिश्तों को सकारात्मक अनुभव देती हैं।

12. आत्म-सुधार

1) केवल सामने वाले को बदलने की कोशिश न करें, खुद में भी सुधार लाएँ।
2) यदि हम अपने व्यवहार में धैर्य, संवेदनशीलता और

संयम जोड़ते हैं, तो दूसरा भी प्रभावित होता है।
3) परिवर्तन हमेशा स्वयं से शुरू करें।

13. निष्कर्ष

रिश्तों को ठीक करना कोई कठिन काम नहीं, बशर्ते हम व्यावहारिक कदम उठाएँ।

-संवाद, माफी, विश्वास, सहानुभूति और समय – यही रिश्तों के पाँच स्तंभ हैं।
-यदि हम इन्हें अपने व्यवहार में शामिल कर लें तो टूटे हुए रिश्ते भी फिर से मजबूत हो सकते हैं।

सच तो यह है कि रिश्ते जीवन की सबसे बड़ी संपत्ति हैं। और इस संपत्ति को सुरक्षित रखने का एकमात्र तरीका है — प्रेम, धैर्य और व्यावहारिक समझ।

भाग 3

तनाव और आत्म -विकास

(Stress and Self -Development)

अध्याय 11 से 15

11

तनाव और आत्मअनुशासन

1. प्रस्तावना

आत्मअनुशासन (Self-Discipline) मनुष्य का सबसे बड़ा बल है। तनाव तब पैदा होता है जब जीवन में अनियमितता, अव्यवस्था और असंतुलन बढ़ जाता है। यदि हम अनुशासित दिनचर्या, भावनाओं पर नियंत्रण और समय का सदुपयोग करना सीख लें तो तनाव स्वतः घटने लगता है। यही कारण है कि आत्मअनुशासन को तनाव प्रबंधन की मूल चाबी कहा गया है।

2. आत्मअनुशासन का महत्व

1) जीवन में व्यवस्थाः अनुशासित व्यक्ति के जीवन में स्पष्टता और स्थिरता होती है।
2) तनाव पर नियंत्रणः अव्यवस्थित व्यक्ति हर समय भाग-दौड़ और तनाव में रहता है, जबकि अनुशासित व्यक्ति संतुलित रहता है।
3) आत्मविश्वासः अनुशासन से व्यक्ति को अपने ऊपर भरोसा बढ़ता है।
4) समाज और परिवार में सम्मानः अनुशासित व्यक्ति को लोग विश्वसनीय और आदर्श मानते हैं।

3. वैज्ञानिक दृष्टिकोण

1) शोध बताते हैं कि आत्मअनुशासन रखने वाले लोगों का Cortisol स्तर (तनाव हार्मोन) कम होता है।
2) अनुशासित दिनचर्या से मस्तिष्क का Prefrontal Cortex (निर्णय लेने और नियंत्रण का केंद्र) मज़बूत होता है।
3) अनुशासन की कमी से मस्तिष्क बार-बार Amygdala (तनाव और गुस्से का केंद्र) सक्रिय करता है, जिससे तनाव बढ़ता है।

4. आत्मअनुशासन के मुख्य क्षेत्र

1) समय प्रबंधन: दिनचर्या का पालन करें, काम, आराम और मनोरंजन में संतुलन रखें।
2) नींद और जागरण: प्रतिदिन एक निश्चित समय पर सोना और उठना। नींद की कमी सबसे बड़ा तनावकारक है।
3) भोजन और आहार: नियमित समय पर पौष्टिक और संतुलित भोजन। जंक फूड, देर रात खाना और अत्यधिक कैफीन से बचाव।
4) शारीरिक व्यायाम और योग: प्रतिदिन कम से कम 30–45 मिनट व्यायाम/योग। नियमित व्यायाम से शरीर में एंडोर्फिन निकलता है।
5) भावनात्मक अनुशासन: गुस्सा, चिड़चिड़ापन और आवेग पर नियंत्रण। प्रतिक्रिया देने से पहले सोचने की आदत।
6) आर्थिक अनुशासन: खर्च और आय का संतुलन। आर्थिक अव्यवस्था भी तनाव का बड़ा कारण है।

5. आत्मअनुशासन विकसित करने के उपाय

1) छोटे लक्ष्य तय करें: एकदम बड़े बदलाव की बजाय छोटे-छोटे सुधार करें।
2) स्वयं की निगरानी करें: डायरी या मोबाइल रिमाइंडर से अपनी आदतें ट्रैक करें।
3) सकारात्मक आदतें जोड़ें: सुबह जल्दी उठना, प्रार्थना

या ध्यान करना।
4) खुद को पुरस्कृत करें: अनुशासन का पालन करने पर खुद को छोटा-सा इनाम दें।
5) आदर्श बनें: परिवार या समाज के लिए उदाहरण प्रस्तुत करें।

6. आत्मअनुशासन और तनावमुक्त जीवन

अनुशासन = संतुलन = शांति।
अनियमितता = अव्यवस्था = तनाव।
- जब हम अपने जीवन को अनुशासन से सँवारते हैं, तो तनाव को बाहर का रास्ता दिखा देते हैं।
- आत्मअनुशासन ही वह शक्ति है जो हमें न केवल तनाव से बचाती है बल्कि जीवन को सफल, सम्मानित और सुखमय भी बनाती है।

7. निष्कर्ष

तनाव को नियंत्रित करने के लिए दवाइयाँ, तकनीकें और उपाय बहुत हैं, लेकिन जब तक व्यक्ति आत्मअनुशासन नहीं अपनाता, तब तक स्थायी समाधान संभव नहीं है।
- आत्मअनुशासन से मन स्थिर होता है,
- शरीर स्वस्थ होता है,
- और जीवन उद्देश्यपूर्ण बनता है।

यही आत्मविकास की असली शुरुआत है।

12

तनाव और सकारात्मक सोच

1. प्रस्तावना

तनाव का सबसे बड़ा स्रोत है – हमारा सोचने का तरीका। एक ही परिस्थिति में कोई व्यक्ति टूट जाता है और कोई दूसरा व्यक्ति मुस्कराते हुए उससे उभर आता है। इसका कारण केवल परिस्थितियाँ नहीं बल्कि सोच की दिशा (Positive or Negative Thinking) होती है। सकारात्मक सोच मनुष्य को तनाव से बाहर निकालकर मानसिक शक्ति, धैर्य और आत्मविश्वास प्रदान करती है।

2. सकारात्मक सोच का महत्व

1) दृष्टिकोण बदलना: परिस्थितियाँ नहीं, बल्कि उनका आकलन हमारे तनाव को तय करता है।
2) आशा और धैर्य: सकारात्मक सोच कठिन समय में भी उम्मीद बनाए रखती है।
3) संबंधों में मिठास: सकारात्मक व्यक्ति परिवार और समाज में शांति और विश्वास पैदा करता है।
4) स्वास्थ्य पर प्रभाव: शोध बताते हैं कि सकारात्मक सोच वाले लोग हृदय रोग, डिप्रेशन और तनाव संबंधी बीमारियों से कम प्रभावित होते हैं।

3. वैज्ञानिक दृष्टिकोण

1) Neuroplasticity: मस्तिष्क उसी दिशा में ढलता है जिस दिशा में हम सोचते हैं। बार-बार सकारात्मक विचार मस्तिष्क की तंत्रिकाओं को मजबूत करते हैं।
2) हार्मोन संतुलन: सकारात्मक सोच से Serotonin और Dopamine जैसे "Happy Hormones" बढ़ते हैं, जिससे तनाव कम होता है।
3) रोग-प्रतिरोधक क्षमता: Harvard University के अध्ययन बताते हैं कि आशावादी लोगों की Immune System अधिक मजबूत होती है।
4) Cognitive Reframing: मनोविज्ञान में यह सिद्ध हुआ है कि नकारात्मक परिस्थिति को नए दृष्टिकोण से देखना तनाव घटाने का प्रभावी तरीका है।

4. नकारात्मक सोच के दुष्परिणाम

1) हर स्थिति में खतरे और समस्याएँ देखना।
2) छोटी-सी असफलता से निराश होकर तनाव में आना।
3) रिश्तों में अविश्वास और आलोचना की आदत।
4) "मैं कुछ नहीं कर सकता" जैसी सोच → आत्मविश्वास की कमी।
5) लंबे समय तक नकारात्मक सोच → अवसाद (Depression) और चिंता (Anxiety)।

5. सकारात्मक सोच विकसित करने के उपाय

1) कृतज्ञता (Gratitude) का अभ्यास: रोज़ाना कम से कम 5 चीज़ें लिखें जिनके लिए आप आभारी हैं।
2) आत्म-संवाद (Self-Talk) को सकारात्मक बनाएँ: "मैं असफल हूँ" की बजाय कहें — "मैं सीख रहा हूँ और बेहतर कर सकता हूँ।"
3) प्रेरणादायक साहित्य और संगति: सकारात्मक पुस्तकों, विचारों और व्यक्तियों के साथ रहना।
4) ध्यान और प्राणायाम: नकारात्मक विचारों की भीड़ को शांत करने के लिए प्रतिदिन ध्यान करें।
5) समाधान पर ध्यान: समस्या पर बार-बार सोचने के बजाय उसका समाधान खोजने पर ध्यान दें।

6) मुस्कान और हँसी का अभ्यास: शोध बताते हैं कि सिर्फ मुस्कराने से भी मस्तिष्क में सकारात्मक हार्मोन बढ़ जाते हैं।

6. प्रेरक उदाहरण

एक ही गिलास पानी को कोई व्यक्ति "आधा खाली" देखता है और तनाव में आता है, जबकि दूसरा व्यक्ति उसे "आधा भरा हुआ" देखकर संतोष और आशा महसूस करता है।
- यही सोच का अंतर जीवन को तनावपूर्ण या सुखद बनाता है।

7. निष्कर्ष

सकारात्मक सोच तनाव कम करने का सबसे सरल और प्रभावी उपाय है।
- यह परिस्थितियों को बदलती नहीं, बल्कि हमें परिस्थितियों से ऊपर उठने की शक्ति देती है।
- यह शरीर, मन और रिश्तों को संतुलित करती है।
- और सबसे बड़ी बात — सकारात्मक सोच जीवन को आनंद और संतोष से भर देती है।

इसलिए कहा गया है:
"जैसा विचार, वैसा व्यवहार; जैसा व्यवहार, वैसा जीवन।"

13

तनाव और आत्मविश्वास

1. प्रस्तावना

तनाव का सबसे बड़ा शिकार वह व्यक्ति बनता है जो अपने आप पर भरोसा खो देता है। आत्मविश्वास (Self-Confidence) ही वह शक्ति है जो हमें कठिन परिस्थितियों में भी संतुलित रखती है। जिसे स्वयं पर विश्वास है, वह असफलताओं से भी सीख लेता है और आगे बढ़ता है, जबकि आत्मविश्वास की कमी व्यक्ति को हर छोटी चुनौती से डराती है और तनाव बढ़ाती है।

2. आत्मविश्वास का महत्व

1) निर्णय लेने की क्षमता: आत्मविश्वासी व्यक्ति निर्णय तेजी और स्पष्टता से लेता है।
2) तनाव पर नियंत्रण: आत्मविश्वास हमें चुनौतियों को अवसर के रूप में देखने की शक्ति देता है।
3) रिश्तों में मजबूती: आत्मविश्वासी व्यक्ति न तो झूठे अहंकार में जीता है और न ही हीनभावना में।
4) करियर और सफलता: सफलता का आधार केवल ज्ञान नहीं, बल्कि आत्मविश्वास भी है।

3. वैज्ञानिक दृष्टिकोण

1) Self-Efficacy Theory (Albert Bandura): प्रसिद्ध मनोवैज्ञानिक अल्बर्ट बंडुरा के अनुसार, किसी कार्य में सफलता का आधार केवल हमारी क्षमता (Ability) नहीं, बल्कि उस पर हमारा विश्वास (Belief) होता है। यदि व्यक्ति को भरोसा है कि वह काम कर सकता है, तो उसका मस्तिष्क उसी दिशा में ऊर्जा, रचनात्मकता और समाधान ढूँढ लेता है। वहीं, आत्मविश्वास की कमी वाले लोग कोशिश ही पूरी ताकत से नहीं करते और तनाव में घिर जाते हैं।
2) हार्मोनल प्रभाव: आत्मविश्वास से Serotonin और Dopamine का स्तर बढ़ता है, जिससे मन प्रसन्न और शांत रहता है।
3) तनाव हार्मोन में कमी: आत्मविश्वासी लोग किसी भी स्थिति में घबराते नहीं, जिससे Cortisol (Stress Hormone) कम उत्पन्न होता है।
4) Neuroplasticity: बार-बार आत्मविश्वास से जुड़ी सफलताएँ मस्तिष्क को सकारात्मक ढंग से पुनः संरचित करती हैं।

4. आत्मविश्वास की कमी और तनाव

1) निर्णयहीनता: आत्मविश्वास न होने पर व्यक्ति छोटी-सी बात में भी उलझ जाता है।
2) हीनभावना: "मैं कुछ नहीं कर सकता" जैसी सोच तनाव बढ़ाती है।
3) सामाजिक डर: आत्मविश्वास की कमी से लोग "लोग क्या कहेंगे" के डर में जीते हैं।
4) असफलता का भय: आत्मविश्वासहीन व्यक्ति कोशिश करने से पहले ही हार मान लेता है।
5) मानसिक विकार: लंबे समय तक आत्मविश्वास की कमी → Anxiety, Depression और Social Phobia तक ले जा सकती है।

5. आत्मविश्वास बढ़ाने के उपाय

1) छोटी-छोटी सफलताएँ जुटाएँ: छोटे-छोटे लक्ष्य तय करें और उन्हें पूरा करें। हर सफलता आत्मविश्वास की ईंट जोड़ती है।
2) सकारात्मक आत्म-संवाद (Positive Self-Talk): "मैं असफल हूँ" की बजाय "मैं सीख रहा हूँ" कहें। आत्मसंवाद आत्मविश्वास का सबसे बड़ा आधार है।
3) शारीरिक भाषा (Body Language): सीधी कमर, मुस्कान और आँखों से संपर्क आत्मविश्वास दर्शाते हैं। शरीर की मुद्रा मनोस्थिति को प्रभावित करती है।
4) तैयारी और अभ्यास: जितनी अधिक तैयारी होगी, उतना आत्मविश्वास बढ़ेगा। डर केवल अज्ञान और अपूर्णता से पैदा होता है।
5) असफलताओं को सीख समझें: हर असफलता अगली सफलता की सीढ़ी है। आत्मविश्वासहीन व्यक्ति असफलता से डरता है, आत्मविश्वासी उससे सीखता है।
6) ध्यान और योग: ध्यान एकाग्रता और आंतरिक शक्ति बढ़ाता है। योग और प्राणायाम आत्मबल को मजबूत करते हैं।

6. प्रेरक उदाहरण

थॉमस एडीसन ने बल्ब का आविष्कार करने से पहले हजारों बार असफल प्रयोग किए। जब उनसे पूछा गया कि इतनी असफलताओं के बाद कैसा लगता है, तो उन्होंने कहा — "मैं असफल नहीं हुआ हूँ, मैंने सिर्फ़ हजार तरीके खोजे हैं जो काम नहीं करते।"
- यही आत्मविश्वास उन्हें तनावमुक्त रखकर सफलता तक ले गया।

7. निष्कर्ष

तनाव और आत्मविश्वास का गहरा संबंध है।
- आत्मविश्वास हमें चुनौतियों से भागने नहीं, बल्कि उनका सामना करने की शक्ति देता है।
- आत्मविश्वासहीन व्यक्ति हर परिस्थिति को तनाव में

बदल देता है, जबकि आत्मविश्वासी व्यक्ति हर चुनौती को अवसर में बदल देता है।

इसलिए कहा गया है:
"जिसे स्वयं पर विश्वास है, उसे दुनिया की कोई शक्ति हरा नहीं सकती।"

14

तनाव और जीवन का उद्देश्य

1. प्रस्तावना

जीवन में तनाव का एक बड़ा कारण है — उद्देश्यहीनता (Lack of Purpose)। जिस व्यक्ति को यह स्पष्ट नहीं होता कि उसका जीवन किस दिशा में जा रहा है, वह छोटी-छोटी समस्याओं और असफलताओं से जल्दी टूट जाता है। वहीं, जिसके पास एक स्पष्ट जीवन का उद्देश्य (Purpose of Life) होता है, वह कठिनाइयों के बीच भी धैर्य, प्रेरणा और मानसिक शांति बनाए रखता है।

2. जीवन के उद्देश्य का महत्व

1) दिशा प्रदान करता है: उद्देश्य जीवन को दिशा और अर्थ देता है।
2) ऊर्जा का स्रोत: उद्देश्यपूर्ण व्यक्ति में काम करने की असीम ऊर्जा होती है।
3) तनाव कम करता है: उद्देश्य होने से व्यक्ति छोटी परेशानियों को बड़ा नहीं मानता।
4) संतोष और खुशी: उद्देश्य ही जीवन को संतुलन और संतोष से भरता है।

3. वैज्ञानिक दृष्टिकोण

1) Logotherapy (Victor Frankl): प्रसिद्ध मनोवैज्ञानिक विक्टर फ्रैंकल ने कहा – "जिसे जीवन का 'क्यों' पता है, वह हर 'कैसे' को सह सकता है।" उन्होंने देखा कि जिन कैदियों के पास जीने का कोई उद्देश्य था, वे युद्ध शिविरों की कठिन परिस्थितियों में भी जीवित रह पाए।
2) Positive Psychology: शोध बताते हैं कि जिन लोगों के पास जीवन का स्पष्ट उद्देश्य होता है, उनका तनाव स्तर और अवसाद (Depression) का खतरा कम होता है।
3) मस्तिष्क पर प्रभाव: जीवन का उद्देश्य रखने से मस्तिष्क में Dopamine और Serotonin का स्राव बढ़ता है, जिससे मन शांत और प्रेरित रहता है।
4) Longevity Research: वैज्ञानिक अध्ययनों से यह भी सिद्ध हुआ है कि जिन लोगों का जीवन उद्देश्यपूर्ण होता है, वे अधिक आयु तक स्वस्थ रहते हैं।

4. उद्देश्यहीन जीवन और तनाव

1) खालीपन और ऊब (Boredom)।
2) छोटी असफलताओं से टूट जाना।
3) नशे, आलस्य और अस्वस्थ आदतों की ओर झुकाव।
4) रिश्तों और करियर में असंतुलन।
5) अवसाद और मानसिक बीमारियों का खतरा।

5. जीवन का उद्देश्य कैसे खोजें?

1) अपनी रुचियों और क्षमताओं को पहचानें: सोचें कि कौन-सा काम आपको आनंद देता है और जिसमें आप कुशल हैं।
2) "Ikigai" मॉडल अपनाएँ: जापानी अवधारणा Ikigai का अर्थ है जीवन का कारण। यह चार चीजों का संगम है:
- आप क्या पसंद करते हैं (Passion)
- आप किसमें अच्छे हैं (Talent)
- दुनिया को किसकी ज़रूरत है (Need)
- जिससे आपको आजीविका मिल सकती है (Profession)
3) दूसरों के लिए योगदान (Contribution): उद्देश्य केवल

अपने लिए नहीं, बल्कि समाज और परिवार के लिए भी होना चाहिए।
4) ध्यान और आत्ममंथन: नियमित ध्यान और आत्मचिंतन से व्यक्ति अपने भीतर झांककर जीवन का वास्तविक उद्देश्य खोज सकता है।

6. तनाव प्रबंधन में जीवन के उद्देश्य की भूमिका

1) प्रेरणा: उद्देश्य कठिन समय में भी हार नहीं मानने देता।
2) धैर्य: उद्देश्यपूर्ण व्यक्ति समस्याओं को अस्थायी मानकर शांत रहता है।
3) संतुलन: उद्देश्य जीवन को काम, परिवार और स्वास्थ्य के बीच संतुलित करता है।
4) आध्यात्मिक उन्नति: उद्देश्य केवल सांसारिक नहीं, बल्कि आध्यात्मिक शांति भी देता है।

7. प्रेरक उदाहरण

महात्मा गांधी का उद्देश्य था — सत्य और अहिंसा के माध्यम से स्वतंत्रता दिलाना। कठिनाइयों और तनाव के बावजूद उन्होंने अपना उद्देश्य नहीं छोड़ा।
स्वामी विवेकानंद का उद्देश्य था — भारतीय आध्यात्मिकता का विश्व में प्रचार। यही उद्देश्य उन्हें ऊर्जा और स्थिरता देता रहा।

8. निष्कर्ष

जीवन का उद्देश्य ही तनाव को सही दिशा देता है।
- बिना उद्देश्य जीवन नाव की तरह है जिसके पास न पतवार है और न दिशा।
- लेकिन जब जीवन उद्देश्यपूर्ण होता है, तो समस्याएँ छोटी और संघर्ष सार्थक लगने लगते हैं।

इसलिए कहा गया है:
"उद्देश्यहीन जीवन सबसे बड़ा तनाव है, और उद्देश्यपूर्ण जीवन सबसे बड़ी शक्ति।"

15

तनाव और आध्यात्मिक दृष्टिकोण

1. प्रस्तावना

मानव जीवन केवल शरीर और मन तक सीमित नहीं है; इसका सबसे गहरा आयाम है — आत्मा और आध्यात्मिकता। जब तक मनुष्य केवल भौतिक सुख, पद, प्रतिष्ठा और संपत्ति के पीछे भागता है, तब तक उसका तनाव कभी समाप्त नहीं होता। लेकिन जैसे ही वह आध्यात्मिक दृष्टिकोण (Spiritual Perspective) को अपनाता है, उसके जीवन में संतुलन, शांति और गहन तृप्ति आने लगती है। वैज्ञानिक भी मानते हैं कि आध्यात्मिक रूप से जुड़े लोग मानसिक रूप से अधिक स्थिर और तनावमुक्त रहते हैं।

2. आध्यात्मिक दृष्टिकोण का महत्व

1) आंतरिक शांति: आध्यात्मिकता व्यक्ति को आत्मसाक्षात्कार और गहरी शांति का अनुभव कराती है।
2) सकारात्मक दृष्टि: आध्यात्मिक साधना व्यक्ति को हर परिस्थिति में सकारात्मक बनाए रखती है।

3) भयमुक्त जीवन: जब व्यक्ति ईश्वर या सार्वभौमिक शक्ति पर भरोसा करता है, तो उसका भय और चिंता कम हो जाती है।
4) मानवता और करुणा: आध्यात्मिकता दूसरों के प्रति सहानुभूति और सेवा की भावना जगाती है।

3. वैज्ञानिक दृष्टिकोण

1) Meditation Research: शोध बताते हैं कि ध्यान करने से मस्तिष्क का Amygdala (तनाव का केंद्र) शांत होता है और Prefrontal Cortex (निर्णय लेने वाला क्षेत्र) सक्रिय होता है।
2) Hormonal Balance: प्रार्थना और ध्यान से Cortisol (Stress Hormone) कम होता है और Endorphins तथा Serotonin बढ़ते हैं।
3) Brain Wave Studies: आध्यात्मिक साधना से मस्तिष्क की Alpha Waves और Theta Waves बढ़ती हैं, जो गहरी शांति और रचनात्मकता लाती हैं।
4) Longevity Research: अध्यात्म से जुड़े लोगों की जीवन-आयु अधिक पाई गई है क्योंकि उनका मन शांत और तनावमुक्त रहता है।

4. तनाव और आध्यात्मिक अभ्यास

1) ध्यान (Meditation): प्रतिदिन 15–20 मिनट ध्यान करने से मन शांत होता है और तनाव घटता है।
2) प्रार्थना (Prayer): प्रार्थना आत्मा को शक्ति देती है और आशा व विश्वास बनाए रखती है।
3) मंत्र-जप और नाम-स्मरण: नियमित मंत्र-जप से मन एकाग्र होता है। इसका कंपन (Vibration) मस्तिष्क और शरीर पर सकारात्मक प्रभाव डालता है।
4) सेवा (Seva) और परोपकार: दूसरों की मदद करने से व्यक्ति अपने दुखों को छोटा समझता है। सेवा-भावना तनाव को आनंद में बदल देती है।
5) साधारण जीवनशैली: सादगी और संयम आध्यात्मिक जीवन का हिस्सा है। जितना सरल जीवन, उतना कम तनाव।

5. सामाजिक और आध्यात्मिक जुड़ाव

केवल व्यक्तिगत अध्यात्म ही नहीं, बल्कि सामाजिक अध्यात्म भी जरूरी है। जब व्यक्ति समाज में प्रेम, सहयोग और सद्भाव फैलाता है, तब उसका तनाव भी कम होता है। आध्यात्मिक रूप से जुड़ा व्यक्ति रिश्तों में भी अधिक स्थिर और संतुलित होता है।

6. प्रेरक उदाहरण

भगवान बुद्ध ने कहा – "मन ही सबकुछ है, जैसा तुम सोचते हो, वैसे ही बन जाते हो।"
महात्मा गांधी ने गीता के आध्यात्मिक दृष्टिकोण से जीवन को गढ़ा और हर तनाव को साधारण बना दिया।
स्वामी विवेकानंद ने कहा – "आध्यात्मिकता ही भारत की रीढ़ है। जो आध्यात्मिक है, वही वास्तविक रूप से शक्तिशाली है।"

7. निष्कर्ष

आध्यात्मिक दृष्टिकोण तनाव प्रबंधन का सर्वोच्च मार्ग है।
- यह हमें सिखाता है कि जीवन केवल बाहरी उपलब्धियों का नाम नहीं, बल्कि आंतरिक शांति और आत्मसाक्षात्कार भी है।
- आध्यात्मिकता अपनाने वाला व्यक्ति हर परिस्थिति को अवसर के रूप में देखता है और तनाव उसके जीवन से दूर हो जाता है।

इसलिए कहा गया है:
"जो आत्मा में स्थित है, वही सदा आनंद और शांति में स्थित रहता है।"

भाग 4

तनाव और स्वास्थ्य

(Stress and Health)

अध्याय 16 से 20

16

तनाव और रिश्तों का शरीर पर असर

1. प्रस्तावना

मनुष्य केवल मानसिक और सामाजिक प्राणी ही नहीं है, बल्कि उसका शरीर भी उसके भावनात्मक रिश्तों से गहराई से प्रभावित होता है। जब रिश्तों में प्रेम, सहयोग और विश्वास होता है तो शरीर भी स्वस्थ और ऊर्जावान रहता है। लेकिन जब रिश्तों में कलह, तनाव और दूरी आ जाती है, तो उसका असर सीधे शारीरिक स्वास्थ्य पर पड़ता है। आधुनिक वैज्ञानिक शोध यह सिद्ध करते हैं कि रिश्तों की गुणवत्ता हमारे हृदय, मस्तिष्क, प्रतिरक्षा प्रणाली और हार्मोनल संतुलन तक को प्रभावित करती है।

2. रिश्तों और शरीर का गहरा संबंध

1) प्रेम और स्नेह से स्वास्थ्य लाभ: अच्छे रिश्तों से Oxytocin (Love Hormone) और Endorphins (Happiness Chemicals) का स्तर बढ़ता है। इससे तनाव कम होता है और प्रतिरक्षा प्रणाली मजबूत होती है।
2) तनावपूर्ण रिश्तों से हानि: झगड़े, कलह और उपेक्षा से Cortisol (Stress Hormone) बढ़ जाता है। इससे हृदय गति और रक्तचाप बढ़ने लगते हैं।

3. वैज्ञानिक दृष्टिकोण

1) हार्वर्ड स्टडी ऑफ एडल्ट डेवलपमेंट (Harvard Study): यह 80+ वर्षों तक चली दुनिया की सबसे लंबी स्टडी है। निष्कर्ष: "स्वस्थ और सुखी रिश्ते ही लंबे और स्वस्थ जीवन की सबसे बड़ी कुंजी हैं।" जिनके रिश्ते मजबूत थे, उनका तनाव स्तर कम और बीमारियों का खतरा घटा।
2) हृदय पर असर: रिश्तों का तनाव → रक्तचाप और कोलेस्ट्रॉल बढ़ाता है। दीर्घकालिक कलह → हृदय रोग का प्रमुख कारण।
3) मस्तिष्क पर असर: रिश्तों की कड़वाहट से मस्तिष्क का Amygdala (तनाव केंद्र) अधिक सक्रिय हो जाता है। इससे चिंता, अवसाद और स्मृति-क्षीणता (Memory Decline) हो सकती है।
4) प्रतिरक्षा प्रणाली पर असर: नकारात्मक रिश्ते → प्रतिरोधक क्षमता घटाते हैं। बार-बार बीमार होना, थकान और संक्रमण का खतरा बढ़ जाता है।

4. रिश्तों के तनाव से शरीर में दिखाई देने वाले लक्षण

1) सिरदर्द और माइग्रेन।
2) नींद न आना या बार-बार टूटना।
3) पाचन समस्याएँ (Acidity, Constipation, IBS)।
4) उच्च रक्तचाप और हृदय धड़कन बढ़ना।
5) थकान और कमजोरी।
6) बार-बार जुकाम या संक्रमण।
7) वजन बढ़ना या अचानक घटना।

5. रिश्तों से मिलने वाली सकारात्मक ऊर्जा

1) विश्वास और सहयोग: शरीर में Oxytocin हार्मोन स्रावित होता है जो हृदय और प्रतिरक्षा के लिए लाभकारी है।
2) स्नेह और अपनापन: मानसिक संतुलन बढ़ता है, नींद अच्छी आती है।
3) भावनात्मक सहारा: कठिन समय में रिश्तों का सहयोग तनाव को आधा कर देता है।

6. तनाव कम करने के लिए रिश्तों का सुधार

1) संवाद (Communication) को प्राथमिकता दें।
2) क्षमा और समझदारी अपनाएँ।
3) परिवार के साथ समय बिताएँ।
4) आभार (Gratitude) व्यक्त करें।
5) क्रोध और अहंकार को नियंत्रित करें।

7. प्रेरक उदाहरण

एक अध्ययन में पाया गया कि जिन विवाहित दंपतियों के रिश्ते तनावपूर्ण थे, उनमें हृदय रोग का खतरा कई गुना अधिक था। वहीं, जिनका वैवाहिक जीवन सहयोगी और प्रेमपूर्ण था, उनमें तनाव से जुड़ी बीमारियाँ बहुत कम पाई गईं।

8. निष्कर्ष

रिश्ते केवल भावनाओं का नहीं, बल्कि शरीर के स्वास्थ्य का भी आधार हैं। अच्छे रिश्ते शरीर को रोगमुक्त और ऊर्जावान रखते हैं। जबकि तनावपूर्ण रिश्ते धीरे-धीरे शरीर को बीमारियों की ओर धकेल देते हैं।

इसलिए कहा गया है:
"रिश्तों की मिठास जीवन में शांति लाती है, और रिश्तों की कड़वाहट तनाव और रोग लाती है।"

17

तनाव और रिश्तों से जुड़ी सामान्य बीमारियाँ

1. प्रस्तावना

तनाव और रिश्तों की खटास केवल मन तक सीमित नहीं रहती; यह धीरे–धीरे शरीर में भी गंभीर बीमारियों का रूप ले लेती है। आज के समय में चिकित्सक मानते हैं कि लगभग 70–90% शारीरिक बीमारियों की जड़ में तनाव किसी न किसी रूप में मौजूद है। जब रिश्तों में असहमति, अकेलापन, कलह या भावनात्मक दूरी होती है, तो शरीर में निरंतर Cortisol, Adrenaline जैसे हार्मोन बढ़ते हैं और यही धीरे–धीरे विभिन्न रोगों को जन्म देते हैं।

2. हृदय रोग (Heart Diseases)

तनाव से रक्तचाप और हृदयगति लगातार बढ़ी रहती है। रिश्तों में संघर्ष और कलह को हृदयाघात (Heart Attack) और स्ट्रोक का प्रमुख कारण माना जाता है। अमेरिकन हार्ट एसोसिएशन के अनुसार, असफल विवाह या अस्वस्थ रिश्ते हृदय रोग के खतरे को 2–3 गुना बढ़ा देते हैं।

3. उच्च रक्तचाप (Hypertension)

लगातार झगड़े और तनाव से रक्तचाप स्थायी रूप से बढ़ जाता है। Cortisol और Adrenaline हार्मोन की अधिकता से रक्तवाहिनियाँ सिकुड़ती हैं। यह स्थिति Silent Killer कही जाती है क्योंकि लंबे समय तक यह बिना लक्षण दिए अंगों को नुकसान पहुँचाती रहती है।

4. मधुमेह (Diabetes)

तनाव से शरीर में Glucose का स्तर अनियंत्रित हो जाता है। रिश्तों में असंतोष और चिंता से Insulin Resistance बढ़ता है। शोध बताते हैं कि तनावग्रस्त लोगों में मधुमेह का खतरा 50% अधिक होता है।

5. पाचन विकार (Digestive Disorders)

तनाव और रिश्तों का दबाव सीधे पाचन तंत्र पर असर डालता है। सामान्य समस्याएँ:
1) एसिडिटी और गैस
2) कब्ज़ (Constipation)
3) Irritable Bowel Syndrome (IBS)
4) पेट दर्द और भूख में कमी

6. नींद की गड़बड़ी (Sleep Disorders)

रिश्तों की कड़वाहट से व्यक्ति रात में बार-बार जागता है या सो ही नहीं पाता। Insomnia (अनिद्रा) और Sleep Apnea जैसी समस्याएँ बढ़ जाती हैं। नींद न आने से तनाव और रोगों का दुष्चक्र और तेज़ हो जाता है।

7. प्रतिरक्षा प्रणाली पर असर (Weak Immunity)

नकारात्मक रिश्ते और तनाव से शरीर की प्रतिरोधक क्षमता घटती है। बार-बार जुकाम, एलर्जी और संक्रमण होने लगते हैं। कैंसर जैसी गंभीर बीमारियों के खतरे को भी यह बढ़ा देता है।

8. मानसिक विकार (Mental Disorders)

रिश्तों का तनाव → अवसाद (Depression), चिंता (Anxiety), भय (Phobia)। लंबे समय तक भावनात्मक आघात → Post-Traumatic Stress Disorder (PTSD)। आत्महत्या के मामलों में भी रिश्तों की असफलता एक प्रमुख कारण पाई गई है।

9. त्वचा और बाल संबंधी रोग

तनाव से त्वचा पर दाने, एलर्जी, Psoriasis और Eczema जैसे रोग बढ़ जाते हैं। बाल झड़ना (Hair Fall) और समय से पहले सफेद होना भी तनाव और रिश्तों के दबाव का परिणाम है।

10. यौन और प्रजनन संबंधी समस्याएँ

नकारात्मक रिश्तों से पुरुषों में Testosterone कम हो जाता है। महिलाओं में Menstrual Irregularities और Infertility के मामले तनाव से बढ़ जाते हैं। दाम्पत्य तनाव यौन जीवन की गुणवत्ता को सीधे प्रभावित करता है।

11. प्रेरक उदाहरण

एक अध्ययन में पाया गया कि जिन दंपतियों में लगातार झगड़े होते थे, उनकी घाव भरने की प्रक्रिया (Wound Healing) 40% धीमी हो गई। वहीं, जिनका रिश्ता सहयोगी और प्रेमपूर्ण था, उनके शरीर ने जल्दी रिकवरी की।

12. निष्कर्ष

तनाव और रिश्तों का संबंध केवल मानसिक नहीं, बल्कि पूरे शरीर की बीमारियों से गहराई से जुड़ा है। हृदय रोग, मधुमेह, पाचन विकार, नींद की समस्या, मानसिक रोग — सबका बड़ा कारण तनाव और अस्वस्थ रिश्ते हैं। स्वस्थ और सकारात्मक रिश्ते ही शरीर को बीमारी से बचाकर

लंबी उम्र और सच्चा स्वास्थ्य प्रदान करते हैं।

इसलिए कहा गया है:
“रिश्ते बिगड़ें तो तन-मन बिगड़ता है, रिश्ते सुधरें तो तन-मन निखरता है।”

18

तनाव प्रबंधन में जीवनशैली की भूमिका

1. प्रस्तावना

तनाव केवल बाहरी परिस्थितियों से नहीं, बल्कि हमारी जीवनशैली (Lifestyle) से भी गहराई से जुड़ा होता है। खान-पान, नींद, कार्यशैली, दिनचर्या और सामाजिक व्यवहार – ये सब हमारे तनाव को या तो कम कर सकते हैं या और बढ़ा सकते हैं। आज की तेज़ रफ़्तार दुनिया में अस्वस्थ जीवनशैली ही तनाव और उससे जुड़ी बीमारियों का सबसे बड़ा कारण बन गई है।

2. अस्वस्थ जीवनशैली और तनाव

1) अनियमित दिनचर्या: देर रात तक जागना और सुबह थकान से उठना → शरीर की जैविक घड़ी (Biological Clock) बिगाड़ देता है।
2) अस्वस्थ खान-पान: फास्ट फूड, अधिक तेल-मसाले और शुगर → शरीर में सूजन और मोटापा → तनाव का कारण।
3) नशे की आदतें: धूम्रपान, शराब और ड्रग्स →

तात्कालिक राहत देते हैं लेकिन दीर्घकाल में तनाव और बढ़ाते हैं।
4) व्यायाम की कमी: बिना शारीरिक गतिविधि के मन और शरीर दोनों बोझिल हो जाते हैं।
5) डिजिटल ओवरलोड: लगातार मोबाइल/टीवी/सोशल मीडिया पर रहना → दिमाग को आराम नहीं मिल पाता।

3. स्वस्थ जीवनशैली के लाभ

1) नियमित नींद: पर्याप्त 7-8 घंटे की नींद → Cortisol (Stress Hormone) को कम करती है।
2) संतुलित आहार: हरी सब्ज़ियाँ, फल, अनाज, दालें और पर्याप्त पानी → शरीर को तनाव से लड़ने की क्षमता देते हैं।
3) शारीरिक गतिविधि: नियमित वॉक, स्ट्रेचिंग और हल्का व्यायाम → Endorphins का स्तर बढ़ाते हैं।
4) समय प्रबंधन: कार्य और आराम का संतुलन → तनाव का बोझ घटाता है।
5) सामाजिक जुड़ाव: परिवार और दोस्तों के साथ समय बिताना → भावनात्मक सहारा देता है।

4. वैज्ञानिक दृष्टिकोण

1) Circadian Rhythm: जो लोग नियमित समय पर सोते-उठते हैं, उनमें तनाव का स्तर कम पाया गया।
2) Mediterranean Diet Studies: फलों, सब्ज़ियों और हेल्दी फैट्स वाला आहार → डिप्रेशन और Anxiety को घटाता है।
3) WHO Report: अस्वस्थ जीवनशैली (smoking, junk food, inactivity) → विश्व में 70% बीमारियों और मानसिक तनाव का कारण।
4) Exercise Research: सप्ताह में 150 मिनट वॉक या हल्का व्यायाम → तनाव और अवसाद के लक्षण 40% तक घटा देता है।

5. जीवनशैली सुधार के उपाय

1) दिनचर्या बनाएँ: समय पर सोना–उठना, नियमित खानपान।
2) संतुलित भोजन: ताज़ा और पौष्टिक भोजन को प्राथमिकता दें।
3) व्यायाम को दिनचर्या में शामिल करें: वॉक, योग या खेल।
4) नशे से दूरी: शराब, सिगरेट और नशीली चीज़ों से बचें।
5) स्क्रीन टाइम नियंत्रित करें: मोबाइल/टीवी का सीमित उपयोग करें।
6) परिवार–मित्रों के साथ समय बिताएँ: यह तनाव कम करने का प्राकृतिक तरीका है।
7) आराम और हॉबी: किताब पढ़ना, संगीत सुनना, बागवानी करना – मन को संतुलित रखते हैं।

6. प्रेरक उदाहरण

एक अध्ययन में पाया गया कि जो लोग रोज़ाना केवल 30 मिनट वॉक करते थे और संतुलित आहार लेते थे, उनका तनाव स्तर 50% कम पाया गया। वहीं, अस्वस्थ जीवनशैली वाले लोगों में तनाव और बीमारियों का खतरा कई गुना बढ़ गया।

7. निष्कर्ष

तनाव प्रबंधन केवल दवाइयों से नहीं, बल्कि जीवनशैली सुधार से ही संभव है। अनुशासित दिनचर्या, स्वस्थ भोजन, पर्याप्त नींद और सकारात्मक आदतें ही तनावमुक्त जीवन का आधार हैं।

इसलिए कहा गया है:
"आपकी जीवनशैली ही आपका स्वास्थ्य और तनाव तय करती है।"

19

योग, प्राणायाम और ध्यान से स्वास्थ्य सुधार

1. प्रस्तावना

आधुनिक जीवनशैली की सबसे बड़ी समस्या है – तनाव और उससे उत्पन्न रोग। वैज्ञानिक मानते हैं कि लगभग 80–90% बीमारियाँ "Psychosomatic" (मन से उपजी) होती हैं। यानी इनका मूल कारण मानसिक तनाव है। जब तनाव कम हो जाता है तो शरीर भी स्वतः स्वस्थ होने लगता है।

योग, प्राणायाम और ध्यान – ये तीनों ऐसे शास्त्रीय और वैज्ञानिक साधन हैं जो न केवल तनाव घटाते हैं बल्कि शरीर–मन–आत्मा को संतुलित करके रोगों से मुक्ति दिलाते हैं। यदि इन्हें नियमित और अनुशासन के साथ किया जाए तो यह अधिकांश रोगों को ठीक करने में सक्षम हैं।

2. योगासन और स्वास्थ्य सुधार

योगासन केवल शरीर को लचीला और सक्रिय ही नहीं बनाते, बल्कि अनेक बीमारियों के मूल कारणों को समाप्त

करने में भी मदद करते हैं। नियमित अभ्यास से तनाव कम होता है और शरीर स्वाभाविक रूप से स्वस्थ रहने लगता है।

-प्रमुख 10 बीमारियाँ/समस्याएँ जिनमें योगासन विशेष रूप से लाभकारी हैं:

1) हृदय रोग (Heart Disease): भुजंगासन, मकरासन, सेतुबंधासन → हृदय की कार्यक्षमता सुधारते हैं और रक्त प्रवाह संतुलित करते हैं।
2) उच्च रक्तचाप (Hypertension): शवासन, वज्रासन और प्राणायाम के साथ → रक्तचाप नियंत्रित होता है।
3) मधुमेह (Diabetes): धनुरासन, पवनमुक्तासन, मंडूकासन → अग्न्याशय को सक्रिय करते हैं और शुगर नियंत्रित करने में सहायक हैं।
4) पाचन विकार (Digestive Disorders): वज्रासन, पश्चिमोत्तानासन, पवनमुक्तासन → एसिडिटी, गैस, कब्ज़ और अपच में लाभकारी।
5) श्वसन रोग (Respiratory Disorders – Asthma/ Allergy): भुजंगासन, गोमुखासन और प्राणायाम → फेफड़ों की क्षमता बढ़ाते हैं और सांस की तकलीफ़ कम करते हैं।
6) मोटापा (Obesity): सूर्य नमस्कार, त्रिकोणासन, भुजंगासन → अतिरिक्त चर्बी घटाने और मेटाबोलिज़्म बढ़ाने में सहायक।
7) गठिया और जोड़ों का दर्द (Arthritis & Joint Pain): ताड़ासन, त्रिकोणासन, गोमुखासन → जोड़ों की लचक और रक्त प्रवाह सुधारते हैं।
8) रीढ़ और कमर दर्द (Back Pain/Slip Disc प्रारंभिक): भुजंगासन, शलभासन, मरकटासन → पीठ की मांसपेशियों को मज़बूत करते हैं और दर्द कम करते हैं।
9) मानसिक तनाव और अवसाद (Stress & Depression): शवासन, पद्मासन और ध्यान → मस्तिष्क को शांति और स्फूर्ति देते हैं।
10) नींद की समस्या (Insomnia): शवासन, विपरीतकरणी आसन और भ्रामरी प्राणायाम → गहरी और संतोषजनक नींद लाते हैं।

3. प्राणायाम और स्वास्थ्य सुधार

प्राणायाम जीवन ऊर्जा (Prana) को संतुलित करता है और तनाव कम करने व रोगों को मिटाने में अद्भुत है।

1) अनुलोम–विलोम: तंत्रिका तंत्र को संतुलित करता है, उच्च रक्तचाप और चिंता कम करता है।
2) कपालभाति: फेफड़ों को शुद्ध करता है, पाचन सुधारता है और वजन नियंत्रित करता है।
3) भ्रामरी: अवसाद, चिंता और नींद की समस्याओं में लाभकारी।
4) उज्जायी और शीतली: हृदय व श्वसन रोगों में लाभकारी।
5) नाड़ी शोधन: मन और मस्तिष्क को गहराई से शांत करता है।

4. ध्यान और स्वास्थ्य सुधार

ध्यान (Meditation) मन को स्थिर और शांत करने का सर्वोत्तम साधन है। यह मस्तिष्क में Alpha और Theta Waves बढ़ाता है, जिससे गहरी शांति और आनंद की अनुभूति होती है।

1) तनाव और चिंता पूरी तरह से घटते हैं।
2) नींद की गुणवत्ता बेहतर होती है।
3) रक्तचाप और हृदयगति नियंत्रित रहती है।
4) प्रतिरक्षा प्रणाली मजबूत होती है।
5) मानसिक विकार (Depression, Anxiety) में स्थायी राहत मिलती है।

5. योग-प्राणायाम-ध्यान का समन्वय

योगासन शरीर को तैयार करते हैं, प्राणायाम ऊर्जा और श्वास को नियंत्रित करता है, और ध्यान मन को स्थिर करता है। तीनों का संयोजन ही सम्पूर्ण स्वास्थ्य की कुंजी है।
- यदि कोई व्यक्ति प्रतिदिन 30–45 मिनट योग, 15–20 मिनट प्राणायाम और 15 मिनट ध्यान करे तो वह लगभग

सभी बीमारियों से मुक्त रह सकता है।

6. वैज्ञानिक प्रमाण

1) AIIMS दिल्ली का शोध: प्राणायाम और ध्यान से उच्च रक्तचाप और डायबिटीज के रोगियों में उल्लेखनीय सुधार पाया गया।
2) हार्वर्ड यूनिवर्सिटी का अध्ययन: ध्यान करने वाले लोगों के मस्तिष्क में Grey Matter बढ़ गया, जिससे तनाव नियंत्रण आसान हुआ।
3) WHO की रिपोर्ट: योग और ध्यान मानसिक स्वास्थ्य सुधार के सबसे सुरक्षित और प्रभावी उपाय हैं।

7. प्रेरक उदाहरण

कई कैंसर और हृदय रोगी, जो निराश थे, उन्होंने योग–प्राणायाम–ध्यान से चमत्कारी लाभ पाया। योगाचार्यों ने लाखों रोगियों को इन उपायों से स्वस्थ किया।

8. निष्कर्ष

आधुनिक चिकित्सा केवल लक्षणों को दबाती है, लेकिन योग, प्राणायाम और ध्यान रोग की जड़ को समाप्त करते हैं। नियमित अभ्यास से न केवल तनाव मिटता है बल्कि 80–90% बीमारियाँ स्वतः ठीक हो सकती हैं।

इसलिए कहा गया है:
"योग से स्वास्थ्य, प्राणायाम से ऊर्जा और ध्यान से शांति — यही पूर्ण जीवन की कुंजी है।"

20

मन, रिश्ते और शरीर का संतुलन

1. प्रस्तावना

मनुष्य के जीवन की तीन सबसे महत्वपूर्ण धुरी हैं — मन, रिश्ते और शरीर। यदि इन तीनों में संतुलन है तो जीवन सुखी और स्वस्थ रहता है। लेकिन जैसे ही इनमें असंतुलन होता है, तनाव जन्म लेता है और बीमारियाँ फैलने लगती हैं। आधुनिक जीवन की सबसे बड़ी चुनौती यही है कि हम मन, रिश्तों और शरीर को साथ-साथ संतुलित रखें।

2. मन का संतुलन

नकारात्मक विचार, चिंता और भय तनाव को बढ़ाते हैं। सकारात्मक सोच, ध्यान और आत्मचिंतन मन को स्थिर और संतुलित रखते हैं। जब मन संतुलित होता है तो शरीर और रिश्ते दोनों सहज रूप से सामंजस्य में रहते हैं।

3. रिश्तों का संतुलन

अच्छे रिश्ते तनाव को आधा कर देते हैं, जबकि टूटे रिश्ते तनाव को दोगुना। संवाद (Communication), सहानुभूति

और विश्वास रिश्तों को मजबूत करते हैं। रिश्तों में सामंजस्य होने पर व्यक्ति को भावनात्मक सहारा मिलता है और उसका मन-शरीर दोनों स्वस्थ रहते हैं।

4. शरीर का संतुलन

शरीर की थकान और रोग सीधे मन को प्रभावित करते हैं। यदि शरीर स्वस्थ है तो मन और रिश्तों को संभालना आसान हो जाता है। संतुलित आहार, नियमित व्यायाम, योग और पर्याप्त नींद शरीर को संतुलित रखते हैं।

5. तीनों का आपसी संबंध

1) मन और शरीर: तनावग्रस्त मन से रक्तचाप बढ़ता है; स्वस्थ शरीर से मन भी प्रसन्न होता है।
2) मन और रिश्ते: नकारात्मक मन रिश्तों को बिगाड़ता है; सकारात्मक मन रिश्तों को मधुर करता है।
3) शरीर और रिश्ते: बीमार शरीर रिश्तों में खटास ला सकता है; अच्छे रिश्ते शरीर को स्वस्थ रखने में मदद करते हैं।

इसीलिए कहा गया है कि ये तीनों एक-दूसरे से गहराई से जुड़े हैं और इनमें से किसी एक का असंतुलन पूरे जीवन को प्रभावित करता है।

6. संतुलन बनाने के व्यावहारिक उपाय

1) प्रतिदिन ध्यान और आत्ममंथन करें।
2) परिवार और मित्रों से खुलकर संवाद करें।
3) नियमित योग और व्यायाम को जीवन का हिस्सा बनाएँ।
4) क्रोध, ईर्ष्या और नकारात्मकता से दूरी बनाएँ।
5) आभार (Gratitude) की भावना विकसित करें।
6) काम, आराम और मनोरंजन में संतुलन रखें।
7) समय-समय पर प्रकृति से जुड़ें — पार्क, बगीचे या गाँव में समय बिताएँ।

7. प्रेरक उदाहरण

एक अध्ययन में पाया गया कि जिन लोगों ने ध्यान + पारिवारिक समय + नियमित व्यायाम को अपनाया, उनमें तनाव का स्तर 60% घटा और रिश्तों की गुणवत्ता भी सुधरी। वहीं, केवल दवा लेने वाले लोग तनाव में अस्थायी राहत तो पाए लेकिन दीर्घकालीन शांति और संतुलन नहीं पा सके।

8. निष्कर्ष

मन, रिश्ते और शरीर — ये तीनों एक दूसरे के पूरक हैं। यदि मन शांत है, रिश्ते स्वस्थ हैं और शरीर तंदुरुस्त है तो जीवन में तनाव टिक ही नहीं सकता। संतुलन ही सुख, स्वास्थ्य और आनंद का वास्तविक स्रोत है।

"स्वस्थ मन → स्वस्थ रिश्ते → स्वस्थ शरीर = तनावमुक्त जीवन।"

भाग 5

समाधान और व्यावहारिक मार्गदर्शन

(Solutions and practical Guidance)

अध्याय 21 से 25

21

तनावमुक्त जीवन की दिनचर्या

1. प्रस्तावना

तनावमुक्त जीवन जीना केवल ज्ञान या इच्छाशक्ति से संभव नहीं होता; इसके लिए व्यवस्थित दिनचर्या (Daily Routine) आवश्यक है। जैसे शरीर भोजन से ऊर्जा लेता है, वैसे ही मन और आत्मा एक सुव्यवस्थित दिनचर्या से शक्ति प्राप्त करते हैं। जब हमारा सवेरा, दोपहर और शाम संतुलित आदतों पर आधारित हो, तो तनाव स्वतः ही जीवन से दूर हो जाता है।

2. प्रातःकालीन दिनचर्या (Morning Routine)

1) जल्दी उठना (Brahma Muhurta): सुबह 4:30 से 5:30 के बीच उठना मन को शांति और शरीर को ताजगी देता है।
2) जल सेवन: उठते ही गुनगुना पानी पीना शरीर से विषैले तत्वों को बाहर करता है।
3) प्रार्थना या कृतज्ञता: ईश्वर का स्मरण या आभार व्यक्त करना मानसिक शांति का आधार है।
4) योग और प्राणायाम: 30–45 मिनट योगासन और 15–20 मिनट प्राणायाम करना।
5) ध्यान: 10–15 मिनट का ध्यान पूरे दिन के लिए मन

को संतुलित करता है।
6) संतुलित नाश्ता: हल्का, पौष्टिक और ऊर्जा देने वाला नाश्ता लें।

3. कार्यकालीन दिनचर्या (Daytime Routine)

1) समय प्रबंधन: काम की सूची बनाकर प्राथमिकता अनुसार कार्य करें।
2) बीच-बीच में छोटे ब्रेक: हर 2 घंटे में 5 मिनट खड़े होकर टहलना या गहरी सांस लेना।
3) स्वस्थ भोजन: दोपहर का भोजन हल्का और संतुलित रखें, अधिक तेल-मसाले और तला-भुना परहेज़ करें।
4) सकारात्मक संचार: सहकर्मियों, परिवार और मित्रों से बातचीत करते समय मधुर भाषा का प्रयोग।
5) डिजिटल डिटॉक्स: मोबाइल और सोशल मीडिया का सीमित उपयोग।

4. सांध्यकालीन दिनचर्या (Evening Routine)

1) हल्की वॉक या व्यायाम: शाम को 30-40 मिनट पैदल चलना तनाव कम करता है और नींद में सहायक है।
2) परिवार के साथ समय: परिवार या मित्रों के साथ हंसी-मजाक और स्नेहपूर्ण बातचीत।
3) सांध्य ध्यान और प्राणायाम: 10-15 मिनट का ध्यान और श्वसन अभ्यास।
4) हल्का भोजन: रात का खाना हल्का, सुपाच्य और सोने से 2 घंटे पहले लें।

5. रात्रिकालीन दिनचर्या (Night Routine)

1) Screen Time से दूरी: सोने से 1 घंटा पहले मोबाइल/टीवी न देखें।
2) पठन या प्रार्थना: सोने से पहले प्रेरणादायक पुस्तक पढ़ें या ईश्वर का स्मरण करें।
3) आभार की भावना: दिनभर की उपलब्धियों के लिए कृतज्ञता प्रकट करें।
4) समय पर सोना: रात 10 बजे तक सो जाना सबसे अच्छा माना गया है।

6. तनावमुक्त जीवन के विशेष सूत्र

1) सरल जीवन–शैली अपनाएँ।
2) अनावश्यक खर्च और दिखावे से बचें।
3) क्रोध, ईर्ष्या और तुलना से दूरी बनाएँ।
4) आभार और संतोष की भावना रखें।
5) प्रकृति से जुड़ाव बनाएँ।

7. वैज्ञानिक दृष्टिकोण

जर्नल ऑफ हेल्थ साइकोलॉजी में प्रकाशित अध्ययन के अनुसार, जो लोग नियमित दिनचर्या का पालन करते हैं, उनमें तनाव हार्मोन Cortisol का स्तर 25% कम पाया गया। योग और ध्यान करने वाले लोगों की नींद की गुणवत्ता और कार्यक्षमता में 40% तक वृद्धि दर्ज की गई।

8. निष्कर्ष

तनावमुक्त जीवन कोई रहस्य नहीं, बल्कि संतुलित दिनचर्या का परिणाम है। सुबह से रात तक का अनुशासन ही मन, शरीर और आत्मा को सामंजस्य में रखता है। जो व्यक्ति अपनी दिनचर्या को योग, प्राणायाम, ध्यान और संतुलित जीवनशैली पर आधारित करता है, उसके जीवन से तनाव धीरे–धीरे समाप्त हो जाता है।

“अनुशासित दिनचर्या ही तनावमुक्त और सुखी जीवन की कुंजी है।”

22

स्वस्थ रिश्तों के लिए 10 स्वर्णिम नियम

1. प्रस्तावना

रिश्ते जीवन का सबसे बड़ा आधार हैं। अच्छे रिश्ते मन को शांति, शरीर को ऊर्जा और आत्मा को संतोष देते हैं। लेकिन जब रिश्तों में कड़वाहट, अविश्वास या संवादहीनता आ जाती है, तो तनाव और बीमारियाँ जन्म लेती हैं। इसलिए रिश्तों को स्वस्थ रखने के लिए कुछ स्वर्णिम नियम (Golden Rules) हैं जिन्हें अपनाकर हर व्यक्ति अपने संबंधों को मजबूत और सुखद बना सकता है।

2. संवाद को प्राथमिकता दें

खुलकर और ईमानदारी से बातचीत करें। गलतफहमी से बचने के लिए छोटी बातों को भी स्पष्ट कर दें।

3. विश्वास (Trust) बनाए रखें

हर रिश्ते की नींव विश्वास है। झूठ, संदेह और छिपाव रिश्तों को कमजोर कर देते हैं।

4. सम्मान (Respect) दें

एक-दूसरे की भावनाओं, समय और निजी जीवन का सम्मान करें। अपमानजनक शब्द या व्यवहार से बचें।

5. सहानुभूति (Empathy) विकसित करें

सामने वाले की भावनाओं को समझने और महसूस करने की कोशिश करें। केवल सुनें ही नहीं, बल्कि मन से समझें।

6. समय साथ बिताएँ

परिवार और मित्रों के साथ गुणवत्तापूर्ण समय बिताना रिश्तों की सबसे बड़ी खाद है। केवल डिजिटल बातचीत से रिश्ते अधूरे रहते हैं।

7. क्षमा और भूलने की आदत डालें

कोई भी इंसान पूर्ण नहीं है। छोटी-छोटी गलतियों को माफ करना सीखें और पुरानी बातों को न दोहराएँ।

8. आभार (Gratitude) व्यक्त करें

धन्यवाद और प्रशंसा के छोटे शब्द रिश्तों में मिठास भर देते हैं। सामने वाले को यह एहसास कराएँ कि वह आपके लिए महत्वपूर्ण है।

9. क्रोध और तुलना से बचें

कठोर शब्द और गुस्सा रिश्तों की सबसे बड़ी बाधा हैं। दूसरों से तुलना करने की बजाय अपने रिश्ते की विशिष्टता को स्वीकार करें

10. सहयोग और साझेदारी (Support & Partnership)

मुश्किल समय में एक-दूसरे का साथ दें। रिश्तों में

जिम्मेदारियाँ और निर्णय साझेदारी से लें।

11. साथ में प्रगति करें

रिश्तों का उद्देश्य केवल साथ रहना नहीं, बल्कि साथ बढ़ना भी है। शिक्षा, स्वास्थ्य, करियर और आध्यात्मिकता – हर स्तर पर एक-दूसरे को प्रोत्साहित करें।

12. प्रेरक उदाहरण

एक शोध (Harvard Study of Adult Development) में पाया गया कि जिन लोगों ने अपने रिश्तों में विश्वास, संवाद और सहानुभूति को प्राथमिकता दी, वे न केवल अधिक सुखी रहे बल्कि शारीरिक रूप से भी लंबे समय तक स्वस्थ रहे।

13. निष्कर्ष

रिश्ते केवल जन्म से नहीं बनते, उन्हें पालना और संवारना पड़ता है। इन 10 स्वर्णिम नियमों का पालन करके हर व्यक्ति अपने जीवन को तनावमुक्त और सुखमय बना सकता है।

"मजबूत रिश्ते ही खुशहाल जीवन और स्थायी स्वास्थ्य की सबसे बड़ी पूंजी है।"

23

तनाव कम करने के सरल उपाय

1. प्रस्तावना

तनाव जीवन का स्वाभाविक हिस्सा है, लेकिन इसे लंबे समय तक मन और शरीर पर हावी होने देना सबसे बड़ी भूल है। कई लोग सोचते हैं कि तनाव कम करना कठिन है, जबकि सच यह है कि कुछ सरल और व्यावहारिक उपाय अपनाकर इसे बहुत हद तक घटाया जा सकता है। ये उपाय किसी भी उम्र, परिस्थिति और स्थान पर अपनाए जा सकते हैं।

2. गहरी साँस लेना (Deep Breathing)

जब भी तनाव महसूस हो, तुरंत 3–5 बार गहरी साँस लें और धीरे-धीरे छोड़ें। यह मस्तिष्क को अधिक ऑक्सीजन पहुँचाता है और Cortisol (Stress Hormone) कम करता है।

3. थोड़ी पैदल वॉक

10–15 मिनट टहलना तनाव को आधा कर देता है। वॉक से Endorphins (Happy Hormones) निकलते हैं, जो तुरंत मन को हल्का कर देते हैं।

4. संगीत सुनना

हल्का, मधुर और शांति देने वाला संगीत तनाव घटाने का आसान साधन है। वैज्ञानिक शोध बताते हैं कि संगीत सुनने से हृदयगति और रक्तचाप संतुलित हो जाते हैं।

5. मुस्कान और हँसी

ज़बरदस्ती भी हँसना या मुस्कुराना मस्तिष्क को Relax होने का संदेश देता है। Laughter Therapy आज दुनिया में एक बड़ा तनाव-निवारक माना जाता है।

6. संवाद करना (Talk Therapy)

तनाव को मन में दबाने की बजाय किसी अपने से साझा करें। समस्या हल न भी हो, तो भी बोझ कम हो जाता है।

7. डिजिटल डिटॉक्स

दिन में कम से कम 1–2 घंटे मोबाइल/टीवी से दूर रहें। अनावश्यक समाचार, सोशल मीडिया और नकारात्मक जानकारी तनाव को और बढ़ाती है।

8. आभार व्यक्त करना (Gratitude Practice)

हर दिन 2–3 चीजें लिखें जिनके लिए आप आभारी हैं। आभार की भावना नकारात्मकता को सकारात्मकता में बदल देती है।

9. शारीरिक व्यायाम

हल्की दौड़, योगासन, स्ट्रेचिंग या खेल → यह सब शरीर और मन दोनों को ऊर्जा देते हैं। व्यायाम तनाव को प्राकृतिक रूप से बाहर निकालने का सबसे सरल तरीका है।

10. ध्यान और प्राणायाम

दिन में केवल 10–15 मिनट का ध्यान भी तनाव को काफी घटा देता है। अनुलोम–विलोम और भ्रामरी प्राणायाम विशेष रूप से प्रभावी हैं।

11. प्रकृति से जुड़ना

हरियाली, सूरज की रोशनी और खुली हवा तनाव मिटाने की प्राकृतिक दवा हैं। सप्ताह में कम से कम एक दिन पार्क, बगीचे या गाँव जैसे प्राकृतिक वातावरण में समय बिताएँ।

12. प्रेरक उदाहरण

एक शोध में पाया गया कि जिन लोगों ने गहरी साँस, पैदल वॉक और ध्यान को अपनी दिनचर्या में शामिल किया, उनका तनाव स्तर 50% तक कम हो गया। ये सभी उपाय इतने आसान हैं कि इन्हें हर कोई बिना किसी खर्च और अतिरिक्त साधन के अपना सकता है।

13. निष्कर्ष

तनाव कम करने के लिए दवाइयाँ नहीं, बल्कि छोटे-छोटे सरल उपाय ही असली समाधान हैं। यदि हम नियमित रूप से गहरी साँस, व्यायाम, ध्यान, आभार और संवाद जैसी आदतें अपनाएँ, तो तनाव हमारे जीवन में टिक ही नहीं पाएगा।

“तनाव को कम करना कठिन नहीं, बस सही आदतें अपनानी हैं।”

24

जीवन की असली प्राथमिकताएँ

1. प्रस्तावना

आज के तेज़ भागदौड़ वाले जीवन में अधिकांश लोग अपनी असली प्राथमिकताओं को भूल चुके हैं। पैसा, पद, प्रतिष्ठा और भौतिक सुख-सुविधाएँ ही जीवन का लक्ष्य बन गए हैं। लेकिन जब बीमारी आती है, रिश्ते टूटते हैं या मन अशांत होता है, तब हमें अहसास होता है कि जीवन की असली ज़रूरतें कुछ और ही हैं। यह अध्याय हमें याद दिलाता है कि जीवन की सफलता का असली आधार बाहरी उपलब्धियाँ नहीं, बल्कि आंतरिक संतुलन और सच्ची प्राथमिकताएँ हैं।

2. स्वास्थ्य - सबसे पहली प्राथमिकता

स्वस्थ शरीर ही सुख और सफलता की नींव है। बीमार शरीर से न पैसा काम आता है, न पद और न ही प्रतिष्ठा। संतुलित आहार, नियमित व्यायाम, योग और पर्याप्त नींद स्वास्थ्य को बनाए रखते हैं। WHO की रिपोर्ट: 70% बीमारियाँ अस्वस्थ जीवनशैली के कारण होती हैं।

3. परिवार और रिश्ते - भावनात्मक आधार

परिवार और रिश्ते जीवन को ऊर्जा और सहारा देते हैं। अकेलापन और टूटे रिश्ते तनाव और अवसाद को जन्म देते हैं। रिश्तों में विश्वास, संवाद और सहानुभूति सबसे बड़ा निवेश है। जीवन के अंत में लोग धन या पद नहीं, बल्कि रिश्तों की गर्माहट को सबसे अधिक महत्व देते हैं।

4. मानसिक शांति - छुपी हुई ज़रूरत

मानसिक शांति के बिना सबसे बड़ा महल भी कारागार जैसा लगता है। ध्यान, प्राणायाम, सकारात्मक सोच और सादगी भरी जीवनशैली मानसिक शांति का आधार हैं। गुस्सा, ईर्ष्या और तुलना शांति को नष्ट करते हैं। इसलिए मन को शांत रखना हर परिस्थिति में सर्वोच्च प्राथमिकता होनी चाहिए।

5. समय का सदुपयोग

समय जीवन की सबसे कीमती पूँजी है, जो एक बार चला जाए तो लौटकर नहीं आता। व्यर्थ कार्यों, सोशल मीडिया और नकारात्मक संगति में समय गँवाने से बचना चाहिए। समय का निवेश स्वास्थ्य, रिश्ते और आत्मविकास में करना ही वास्तविक समझदारी है।

6. आत्मिक संतुलन और उद्देश्य

जीवन केवल खाने-पीने और भौतिक सफलता तक सीमित नहीं है। एक गहरा उद्देश्य (Purpose) हर व्यक्ति को चाहिए, जो उसे प्रेरणा और दिशा दे। आध्यात्मिकता, सेवा और आत्म-विकास इस संतुलन का आधार हैं। जब व्यक्ति उद्देश्यपूर्ण जीवन जीता है, तभी उसे सच्चा संतोष मिलता है।

7. भौतिकता बनाम वास्तविकता

धन, घर, गाड़ी और पद की चमक क्षणिक है। वास्तविक

मूल्य है – स्वास्थ्य, रिश्ते, मानसिक शांति और आत्मिक संतुलन। असली बुद्धिमत्ता यही है कि हम भौतिक उपलब्धियों को साधन बनाएँ, साध्य नहीं।

8. प्रेरक उदाहरण

हार्वर्ड यूनिवर्सिटी की 80 वर्षों तक चली एक शोध (Harvard Study of Adult Development) में पाया गया कि स्वस्थ रिश्ते और मानसिक शांति ही लंबी उम्र और खुशहाल जीवन का सबसे बड़ा राज़ हैं। पैसा और पद दूसरे स्थान पर थे।

9. निष्कर्ष

जीवन की असली प्राथमिकताएँ हैं — 1) स्वास्थ्य 2) रिश्ते 3) मानसिक शांति 4) समय का सही उपयोग 5) आत्मिक संतुलन और उद्देश्य। यदि हम इन्हें अपनी जीवनशैली का हिस्सा बना लें, तो जीवन न केवल तनावमुक्त होगा, बल्कि सुख, स्वास्थ्य और संतोष से परिपूर्ण भी होगा।

"जीवन की असली जीत वही है, जब हम स्वस्थ, शांत और संतुष्ट रहकर सार्थक जीवन जी सकें।"

25

निष्कर्ष : आधुनिक जीवन में संतुलन ही समाधान

1. प्रस्तावना

मनुष्य आज विज्ञान और तकनीक की ऊँचाइयों पर पहुँच चुका है। लेकिन इसके साथ ही तनाव, अवसाद, अकेलापन, रिश्तों की दरारें और जीवनशैली से जुड़ी बीमारियाँ भी चरम पर हैं। हमारे पास सुख-सुविधाओं की कोई कमी नहीं है, फिर भी मन अशांत है। इस विरोधाभास का उत्तर केवल एक ही है — "संतुलन"। संतुलन ही वह सूत्र है जो आधुनिक जीवन को न केवल बचाता है बल्कि उसे अर्थपूर्ण और सुखी भी बनाता है।

2. तनाव का समाधान - संतुलित मन

तनाव से भागना संभव नहीं, लेकिन उसे संतुलित करना संभव है। जब मन ध्यान, प्राणायाम और सकारात्मक सोच से मजबूत होता है तो परिस्थितियाँ बदलने की बजाय हमारा दृष्टिकोण बदलता है। संतुलित मन हर समस्या को अवसर में बदल सकता है।

3. रिश्तों का समाधान - संतुलित संवाद

रिश्तों में समस्याएँ तब आती हैं जब संवाद टूट जाता है और अहंकार बढ़ जाता है। संतुलन का अर्थ है – न अत्यधिक मौन और न ही अनियंत्रित वाणी। मधुर भाषा, सहानुभूति और विश्वास रिश्तों को टिकाऊ बनाते हैं।

4. स्वास्थ्य का समाधान - संतुलित जीवनशैली

आधुनिक बीमारियों का असली कारण है असंतुलित जीवनशैली। संतुलन का अर्थ है – न अत्यधिक भोजन, न उपवास; न केवल आराम, न केवल परिश्रम। योग, संतुलित आहार और पर्याप्त नींद आधुनिक चिकित्सा से कहीं अधिक स्थायी समाधान हैं।

5. समय का समाधान - संतुलित प्राथमिकताएँ

समय सीमित है, लेकिन इच्छाएँ असीमित। संतुलन का अर्थ है कि हम अपने समय को सही प्राथमिकताओं पर लगाएँ — 1) स्वास्थ्य 2) रिश्ते 3) आत्मिक शांति। सोशल मीडिया, दिखावे और अनावश्यक प्रतिस्पर्धा समय चुराने वाले जाल हैं।

6. आत्मिक समाधान - संतुलित उद्देश्य

केवल पैसा और पद जीवन का उद्देश्य नहीं हो सकते। आत्मिक संतुलन तभी आता है जब जीवन में उद्देश्य (Purpose) हो। यह उद्देश्य सेवा, प्रेम, अध्यात्म या आत्म-विकास कुछ भी हो सकता है, लेकिन यह हमें "अंदर से भरता" होना चाहिए। उद्देश्य के बिना जीवन समुद्र में बहती नाव की तरह है, जिसमें दिशा नहीं होती।

7. आधुनिक चुनौतियाँ और संतुलन के उत्तर

1) प्रदूषण और शहरी जीवन: समाधान – प्रकृति से जुड़ाव, पेड़-पौधों से नाता और शुद्ध जल-वायु का ध्यान।
2) डिजिटल अतिरेक: समाधान – डिजिटल डिटॉक्स और स्क्रीन टाइम नियंत्रण।

3) आर्थिक प्रतिस्पर्धाः समाधान – ज़रूरत और दिखावे में फर्क समझना।
4) सामाजिक अलगावः समाधान – परिवार और मित्रों को समय देना, वास्तविक मुलाकातें बढ़ाना।
5) मानसिक रोगों में वृद्धिः समाधान – ध्यान, परामर्श और सामाजिक सहयोग।

8. प्रेरक दृष्टांत

महात्मा गांधी ने कहा थाः "इस पृथ्वी पर हर व्यक्ति की ज़रूरत पूरी करने लायक है, लेकिन हर व्यक्ति के लोभ को पूरा करने लायक नहीं।" यही बात आधुनिक जीवन पर भी लागू होती है। जब हम अपनी ज़रूरत और लोभ का संतुलन बना लेते हैं, तभी वास्तविक शांति संभव होती है।

9. इस पुस्तक का सार

इस पुस्तक ने हमें सिखाया है कि —
- तनाव जीवन का हिस्सा है, लेकिन उसका प्रबंधन संभव है।
- रिश्ते केवल भावनाओं से नहीं, बल्कि संवाद और विश्वास से टिकते हैं।
- स्वास्थ्य केवल दवाओं से नहीं, बल्कि दिनचर्या और योग से सुरक्षित होता है।
- आत्मविकास और उद्देश्य ही जीवन की असली प्रेरणा हैं।

और इन सबका अंतिम उत्तर है — "संतुलन"।

10. निष्कर्ष

आधुनिक जीवन हमें लगातार खींच रहा है – कभी भौतिकता की ओर, कभी प्रतिस्पर्धा की ओर, कभी कृत्रिम संबंधों की ओर। लेकिन समाधान कहीं बाहर नहीं, हमारे भीतर है। जब हम मन, शरीर, रिश्ते और आत्मा को संतुलित करते हैं, तभी जीवन वास्तव में सुंदर बनता है।

"संतुलन ही स्वास्थ्य है, संतुलन ही सुख है और संतुलन

ही शांति है।"

यही आधुनिक जीवन का अंतिम और सबसे सरल समाधान है।

संदर्भ (references)

1. Light on Yoga – बी.के.एस. अयंगार
(योग, प्राणायाम और स्वास्थ्य संबंधी अध्यायों – विशेषकर अध्याय 19 में संदर्भित)

2. श्रीमद्भगवद्गीता – मानव शिक्षण और आत्मसंयम के लिए
(मानसिक शांति, आत्मसंयम और जीवन उद्देश्य – अध्याय 14 एवं 15 से संबंधित)

3. Albert Bandura – Self-Efficacy Theory
(स्व-प्रभावकारिता सिद्धांत, अध्याय 13 'तनाव और आत्मविश्वास' में प्रयोग)

4. Viktor Frankl – Man's Search for Meaning
(जीवन के उद्देश्य और अर्थ की खोज, अध्याय 14 'तनाव और जीवन का उद्देश्य' से संबंधित)

5. General of Health Psychology – प्रकाशित अध्ययन
(तनाव और स्वास्थ्य संबंधी शोध निष्कर्ष, अध्याय 16–20 में उपयोग)

6. Daniel Goleman – Emotional Intelligence
(भावनात्मक बुद्धिमत्ता, सहानुभूति और रिश्तों पर प्रभाव – अध्याय 6 से 9 में संदर्भित)

7. Stress Management Through Yoga – डॉ. एच.आर. नागेन्द्र
(योग और तनाव प्रबंधन पर वैज्ञानिक दृष्टिकोण – अध्याय 19 में संदर्भित)

8. पतंजलि योगसूत्र – (आध्यात्मिक संदर्भ)
(आत्म-अनुशासन और ध्यान की व्याख्या – अध्याय 11 और 15 में संबंधित)

9. वैज्ञानिक संस्थान एवं सर्वेक्षण रिपोर्टें
(WHO, APA, NIMH जैसी संस्थाओं की रिपोर्टें – तनाव, मानसिक स्वास्थ्य और जीवनशैली रोगों पर आधारित अध्यायों में सामान्य संदर्भ)

लेखक परिचय

जयचंद

जयचंद पिछले चार दशकों से योग, स्वास्थ्य शिक्षा और शारीरिक शिक्षा के क्षेत्र में सक्रिय रहे हैं। आपने हज़ारों विद्यार्थियों, युवाओं और वयस्कों को योग, प्राणायाम और व्यायाम का प्रशिक्षण दिया है और उनके जीवन में सकारात्मक बदलाव लाने में योगदान दिया है।

आपकी शैक्षिक योग्यता इस प्रकार है –
- M.A. (Political Science)
- M.A. (Yoga)
- M.P.Ed. (Master of Physical Education)
- M.Phil.
- Diploma in Naturopathy

अपने लंबे अनुभव से आपने पाया कि आधुनिक जीवन की अधिकांश समस्याएँ – तनाव, रिश्तों की टूटन और स्वास्थ्य की गड़बड़ी – केवल बाहरी परिस्थितियों से नहीं, बल्कि जीवनशैली और सोच से जुड़ी हैं। इसी अनुभव के आधार पर आपने यह पुस्तक लिखी है, जिसमें वैज्ञानिक तथ्यों और व्यावहारिक उपायों का संतुलित मेल है।

लेखन कार्य और उद्देश्य

जयचंद की यह पुस्तक पाठकों को यह सिखाने के लिए है कि जीवन की असली संपत्ति अच्छे रिश्ते और अच्छी सेहत हैं। आपका उद्देश्य है कि समाज का हर व्यक्ति तनावमुक्त, स्वस्थ और संतुलित जीवन जी सके।

संपर्क जानकारी (Contact Information)

यदि आप इस पुस्तक के किसी भाग में सुधार का कोई सुझाव देना चाहें या इस विषय को और गहराई व दिशा देने हेतु अपनी विचारधारा साझा करना चाहें तो कृपया नीचे दिए गए ईमेल पर लेखक से संपर्क करें:

Email ID :jaichandyadav11@gmail.com

पुस्तक सारांश

क्या तनाव केवल मन की समस्या है?
क्या रिश्तों की दूरी सेहत को भी बीमार कर सकती है?
क्या जीवनशैली बदलकर हम तनावमुक्त और स्वस्थ रह सकते हैं?

"तनाव, रिश्ते और स्वास्थ्य : आधुनिक जीवन की असली चुनौती" इन्हीं सवालों का उत्तर देती है।

यह पुस्तक बताती है कि आधुनिक जीवन की सबसे बड़ी चुनौतियाँ — तनाव, रिश्ते और स्वास्थ्य — एक-दूसरे से गहराई से जुड़े हुए हैं। सरल भाषा, वैज्ञानिक आधार और व्यावहारिक उदाहरणों के माध्यम से यह पुस्तक पाठकों को समझाती है कि –
- तनाव शरीर और मस्तिष्क को कैसे प्रभावित करता है,
- रिश्तों में संवाद और विश्वास क्यों ज़रूरी हैं,
- और जीवनशैली, योग, प्राणायाम व ध्यान से स्वास्थ्य को कैसे बेहतर बनाया जा सकता है।

यह पुस्तक केवल जानकारी ही नहीं, बल्कि जीवन जीने की व्यावहारिक मार्गदर्शिका (Practical Guide) है।
यह हर पाठक को यह विश्वास दिलाती है कि –
"तनाव पर विजय, रिश्तों की सुरक्षा और स्वास्थ्य की देखभाल – यही जीवन की असली उपलब्धि है।"

जयचंद चार दशकों से अधिक समय से योग और स्वास्थ्य शिक्षा के क्षेत्र में सक्रिय हैं। आप हज़ारों विद्यार्थियों को प्रशिक्षित कर चुके हैं और अब अपने अनुभव को पुस्तकों के माध्यम से समाज तक पहुँचा रहे हैं।

www.ingramcontent.com/pod-product-compliance
Lightning Source LLC
LaVergne TN
LVHW100331210926
848480LV00003B/1302

9798900896366